SUR LA

RUPTURE DU CAL,

OU

MÉTHODE SURE

DE ROMPRE LES OS MAL RÉDUITS,

POUR RAMENER LE MEMBRE A SA RECTITUDE NATURELLE;

PAR

JOSEPH-FRÉDERIC ŒSTERLEN,

LICENCIÉ EN MÉDECINE ET EN CHIRURGIE, CHIRURGIEN DU GRAND-BAILLIAGE DE KIRCHHEIM DANS LE WURTEMBERG, MÉDECIN, CHIRURGIEN-PRATICIEN EN LA MÊME VILLE, MEMBRE DE LA SOCIÉTÉ PHILANTROPIQUE DES ACCOUCHEMENS A GOETTINGUE.

TRADUIT DE L'ALLEMAND

PAR

JEAN-CHARLES MAURER.

Avec une planche lithographiée.

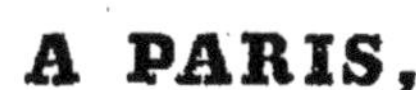

A PARIS,

CHEZ GABON, LIBRAIRE, RUE DE L'ÉCOLE-DE-MÉDECINE, N° 10;

A STRASBOURG,

CHEZ FÉVRIER, LIBRAIRE, RUE DES HALLEBARDES, N° 23.

1828.

STRASBOURG, IMPRIMERIE DE Mme Ve SILBERMANN.

AVANT-PROPOS.

En entreprenant cette traduction, j'ai moins, songé à enrichir ma patrie d'un livre nouveau, qu'à lui procurer un ouvrage qui répand de nouvelles lumières sur une branche de la chirurgie qui jusqu'aujourd'hui a été méconnue ou rejetée, et qui promet les plus grands avantages à l'humanité. Aussi me suis-je moins attaché à donner au public une traduction élégante, qu'une traduction fidèle. Si mes lecteurs ne trouvent point dans mon travail un style élégant et soigné, ils voudront bien l'attribuer à mes nombreuses occupations, et au soin que j'ai pris à ne point m'écarter de l'original, qui ne laissait pas que d'offrir de grandes difficultés à vaincre. J'aime à croire que l'on sera indulgent à mon égard, et que les suffrages du public m'encourageront pour les autres traductions que je me propose de lui livrer.

Il ne me reste plus, pour l'entière intelligence de cet ouvrage, qu'à prévenir mes lecteurs sur quelques différences qui se trouvent entre les mesures qui y sont mentionnées et celles qui sont usitées en France.

Un pied de France contient 324, 7 millimètres, tandis qu'un pied wurtembergeois ne contient que 311, 9 millimètres.

Tubingen, au mois de septembre 1828.

J. C. MAURER,
CANDIDAT EN MÉDECINE.

PRÉFACE.

JE ne puis en vouloir à nul de mes lecteurs, si ma dissertation semble à ses yeux étrangère et extraordinaire. La chose dont il s'agira paraît très-hasardée; beaucoup l'ont condamnée; de là il est facile à concevoir qu'elle doit être très-rare. Mais familiarisons-nous un peu avec la littérature ancienne, et nous verrons qu'elle n'est, proprement dit, point neuve, mais qu'elle a été ensevelie dans l'oubli, vu les opérations qu'on a crues, mais à tort, trop dangereuses. Mon but est d'examiner si elle a mérité d'être oubliée entièrement ou non.

Si le chirurgien est obligé de détruire ce qui est déjà parvenu à sa guérison, pour pouvoir entreprendre une meilleure cure, conformément au but qu'il s'est proposé, cela est-il une raison suffisante pour condamner l'opération?

Tout connaisseur se dira à lui-même qu'il y a bien des cas où il est impossible d'éviter ou de vouloir éviter telle ou telle chose.

Il est du moins juste qu'on considère la chose sous toutes ses faces, qu'on examine jusqu'à quel point la théorie et l'expérience s'y opposent. J'espère qu'on se convaincra facilement que la théorie a été, d'après une expérience solide, corrigée et améliorée; qu'on a fait, et qu'on a été forcé de faire dans des cas très-pressans des tentatives que, conduit par une théorie timide, on n'aurait jamais osé hasarder.

Je laisse aux connaisseurs à juger, si ce dont je parlerai plus tard, a beaucoup contribué à la correction et au perfectionnement d'une théorie meilleure.

On m'objectera sans doute que cette recherche pourrait être superflue, parce que le cas où un os fracturé du bras ou de la jambe eût été si mal guéri qu'on n'eût pu autrement que faire la rupture du cal pour ramener le membre à sa rectitude naturelle, — parce que, dis-je, un pareil cas, au point de perfectionnement où se trouve la chirurgie actuelle, ne pourrait point être vraisemblable, peut-être à peine imaginable.

Je veux bien croire qu'on est plus sévère actuellement que dans le temps passé dans l'examen des chirurgiens; je veux bien croire que celui qui a été jugé incapable de réduire les os fracturés n'y a point été autorisé; mais qu'on réfléchisse aussi qu'il est des cas où l'habile chirurgien n'est pas toujours à la proximité; que le malade, au désespoir, préfère se jeter dans les bras d'un mauvais routinier que d'être totalement privé de secours; que les ordonnances de police les mieux réglées peuvent être énervées par des affaires de famille; que le meilleur système de médecine, surtout dans les temps de guerre, s'affaiblit, ou va en décadence; que (je cite les paroles d'un grand connaisseur) « dans la guerre, si elle n'a encore duré que quelques années, la basse classe des membres qui composent le collége de médecine et de chirurgie, ne compte en partie que des friseurs, parce que les chirurgiens les plus savans et les plus habiles ne suivent plus l'armée, ou qu'ils ont péri dans les hôpitaux; que, par conséquent, à quelque haut degré de perfection que la médecine et la chirurgie se soient élevées, il n'en est cependant pas moins vrai que la basse pratique n'est pas toujours confiée aux mains les plus habiles. »

Qu'on pense encore que la réduction des os, quoique ce soit là justement le champ où il faut au chirurgien tant de connaissances anatomiques, phisiologiques et pathologiques, et où son adresse mécanique lui est d'une si grande utilité (comparez la 21e observation), n'est même point regardée, mais à tort, comme une vraie partie de la haute chirurgie; que la doctrine de cette opération importante n'est point traitée dans plusieurs livres de l'art.

Et plus encore, que le chirurgien le plus habile peut, dans l'urgence des affaires, commettre une faute qui ne sera découverte que fort tard; enfin aussi que la cure de la fracture peut, sans que l'on puisse s'en prendre au chirurgien habile, totalement échouer, soit par des accidens défovorables et imprévus, soit par l'impatience et la mauvaise humeur du malade, soit enfin, parce que la cure sera interrompue par un transport inconsidéré et imprudent, etc.

Quiconque pesera tout ceci, ne doutera point de la possibilité des cas où l'on pourrait souhaiter de faire la rupture du cal d'un os mal guéri; et il lui sera agréable de savoir que la difficulté que la théorie opposait jusqu'à présent à la pratique, est levée entièrement.

Tout au plus pourrait-on craindre que la première réduction ne fût souvent négligée, si le praticien savait en réserve un second moyen de pouvoir réparer sa première négligence; cependant l'estime que se doit le chirurgien, sa probité, son humanité aussi bien que l'intérêt de sa renommée nous en préservera; et si, au dernier cas, sa négligence est prouvée, la justice y mettra des bornes par une punition sévère.

Dans la dissertation suivante, je rapporterai d'abord à ce sujet, les opinions des théoriciens anciens et des modernes; puis, dans une série d'observations, je ferai part à mes lecteurs de mes expériences et de celles de mes collègues, et en outre d'un appendix d'observations semblables faites par des chirurgiens des premiers temps.

Je combattrai alors les motifs pourquoi l'on a si long-temps négligé et rejeté l'opération en question, critiquerai et réfuterai lesdits motifs, et ajouterai encore en général quelques avis et conseils relatifs à l'emploi de cette opération; et, en dernier lieu, je décrirai les machines, et montrerai de quelle manière il faudra s'en servir.

Au reste, je vois très-bien que l'objet en question n'est point encore épuisé par la présente dissertation, et que, d'après sa nature et sa nouveauté, il faudra encore plusieurs années et bien des observations.

Il me suffit donc d'y avoir appelé l'attention, d'avoir levé les préjugés qui s'y sont opposés, et prouvé par des observations soignées que cette opération ne mérite point d'être ensevelie dans l'oubli; c'est pourquoi, je croirai mes peines suffisamment récompensées, si je puis me flatter d'avoir donné sujet à un examen plus profond de cette partie de chirurgie, et si cette opération ne rend qu'à un seul estropié l'usage de ses membres.

SUR LA

RUPTURE DU CAL.

CHAPITRE Ier.

Opinions des chirurgiens anciens et des modernes relatives à la rupture du cal.

Nous trouvons déjà dans Hippocrate [1] un passage d'où nous osons peut-être inférer que ce vénérable père de l'antique médecine a désiré la rupture du cal des os qui présentaient une courbure après le traitement, et qu'il en a jugé l'opération possible.

Voici les paroles de Celse [2] : « *Solent tamen interdum transversa inter se ossa conferverе; eoque et brevius membrum et indecorum fit; et si capita auctoria sunt, assiduæ punctiones sentiuntur: obquam causam frangi rursus ossa et dirigi debent.* »

---

[1] *Opera omnia quæ extant*, sect. VI, *de fracturis liber*, pag. 774—75. Genevæ MDCLVII, fol.

[2] *De remedica*, lib. 8, cap. X, pag. 541. Lugd. Batav. 1657.

Galen [3] semble également approuver l'opération, pourvu que le cal soit encore récent.

Paul Ægineta [4] la déclare dangereuse. On doit mollifier le cal encore récent par des fomentations, etc., et puis on en doit faire la rupture avec les mains. Mais si le cal était déjà très-durci, il faudrait le mettre à nu par le scalpel et faire la solution de l'os par la rugine.

Avicenne [5] croit que l'opération est nécessaire dans les cas que nous venons de citer, mais il la juge dangereuse, craignant que l'os ne se rompe pas dans le cal. Il veut pour ce cas, que l'on découvre le cal, et qu'en le râclant, etc., on le détruise ou du moins qu'on l'affaiblisse *.

Albucasis [6] condamne et rejette l'opération comme très-dangereuse.

---

[3] *Epitom. omnium oper.* cap. LXXXVIII, sect. III, pag. 435. Lugd. 1553. XII.

[4] *De re medica;* Cornar. interp., lib. VI, cap. CIX, pag. 601, *in medicæ artis principes post Hippocrat. et Galen*, etc. Anno MDLXVII, fol.

[5] *Lib. Canonis*, lib. IV, V. *Tract.* II, cap. X, pag. 902. Basila 1556. fol.

* Au sujet de la méthode d'Avicenne, il est à propos de citer un cas récemment arrivé à Londres, où un chirurgien, pour donner une direction droite aux jambes de son patient, tortues par l'arthritis, mit à nu les tibia et les amincit en les râclant. (Voy. les notices de Froriep.)

[6] *De chirurgia arab. et lat.* tom. III, liv. III, sect. I, pag. 529. Oxonii MDCCMXXVIII.

Théodorius [7] et Brunus [8] ne désapprouvent pas entièrement l'opération, mais ils craignent que le cal même ne se rompe point, mais bien une autre partie de l'os, et ils espèrent de l'amollifier par des décoctions et des cataplasmes. Si le cal est déjà trop ancien et trop durci, ils recommandent le procédé de Paul Ægineta.

Gui de Chauliac [9] ne juge l'opération praticable que lorsque le cal ne dépasse pas encore le terme de six mois. Il recommande en ce cas des bains émolliens et des cataplasmes pendant quinze jours consécutifs; et alors il faut, dit-il, appuyer le genou contre le lieu fracturé, et faire faire en même temps l'extension et la contre-extension du membre, moyennant des lacs qu'on y aura appliqués. Outre ce procédé, il recommande encore la méthode d'Avicenne.

Victoire Trincavelli [10] et Jean Tagault [11] ne

---

[7] *Chirurg.* lib. II, cap. XXIII, pag. 120.

[8] *Chirurg. mag.* lib. I, cap. XVIII, pag. 92. Le lieu où cet ouvrage a été imprimé, n'est point indiqué.

[9] *Chirurg. mag.* Tract. V, doctr. I, cap. I, pag. 228. Lugd. MDLXXXV, 4.

[10] *Enchiridion medicum, de cognoscendis curandisque tam internis quam externis hum. corp. morb.* lib. II, sect. I, pag. 151, Basil. 1583. 8.

[11] *Instit. chirurg. de fract.* lib. IV, cap. III, pag. 118, in-

permettent cette opération que lorsque le cal est encore récent, d'une grosseur peu considérable, et qu'il a déjà été mollifié par des cataplasmes, des fomentations, etc. Si le cal était déjà trop durci, ils rejettent la pression violente du genou, comme trop incertaine et trop douloureuse. Si cependant le malade insistait à être opéré, il propose la méthode d'Ægineta.

Jean de Vigo [12] veut que l'on ne se serve de la machine d'Hippocrate que quand le lieu fracturé est déjà tellement durci, ou recouvert d'une substance qui ressemble à la chaire, que l'on ne puisse plus se servir de la méthode ordinaire pour remettre les pièces d'os dans la situation requise. Il paraît probable que Jean de Vigo veut parler ici de la machine *asellos seu axiculos* (lib. cit.), mais qui, comme il paraît, n'était pas destinée à rompre, mais à faire l'extension des os.

Ambrosius Paræus [13] ne recommande l'opération que lorsque le cal est encore tout récent, que le membre est très-difforme, et que le malade est empêché au plus haut degré de se servir

---

De chirurg. scriptores opt. quique veteres etrecent, etc. Tiguræ, MDLV.

[12] *J. de Vig. op.* Lugd. 1525, l. VI, fol. 194.

[13] *Opera de fract.* lib. XIV, cap. XXIX, pag. 316, in *Thesauro chirurg. per Petr. Uffenbach.* Francf. MDCX, fol.

de son membre; et avant de procéder à l'opération, il fait usage de fomentations émollientes, de cataplasmes et d'emplâtres.

Hieron. Fabr. *ab Aquapendente*[14] recommande par expérience l'opération pour des jeunes gens robustes, si le cal n'est pas encore trop ancien, et que le malade ait été traité auparavant par des remèdes émolliens, et il prescrit en même temps des règles pour le mécanisme.

Il désapprouve la méthode de faire la rupture des os avec le marteau; de même il rejette l'usage de les rompre moyennant un bois placé transversalement sur le lieu fracturé, parce qu'il craint une trop forte meurtrissure des muscles, ou la rupture des os dans une autre partie de la jambe que dans le calus.

Jean Jessénius à Jessen [15] se contente de citer les preuves pour et contre, mais il n'a pas la hardiesse de décider; aussi lui manque-t-il l'expérience.

Fabricius Hildanus [16] n'approuve nullement la

---

[14] *Pentateuchos chirurg.* lib. IV, cap. VII, pag. 506. *Francf. ad Mœn.* MDLXXXXII, *et opera chirurg.* pars I, cap. CXII, pag. 542—546. Francf. MDCXX. 4.

[15] *Institutiones chirurg.* etc., cap. VI, pag. 53. Wittebergæ, 1601.

[16] *Längst begehrte volkomene Leib-und Wund-Arznei*,

méthode de mollifier le cal par des bains et des fomentations, et il rejette l'opération.

Daniel Sennert[17] approuve l'opération dans les mêmes cas que Fabricius ab Aquap.; mais il paraît qu'il ne la connaît pas par sa propre expérience.

Vidus Vidius (Guido Guidi)[18] a des opinions qui sont sans aucun intérêt pratique.

Jean Scultetus[19] répète à peu près l'opinion de Fabr. ab Aquap., et fait, si le cal n'a pas encore dépassé le terme de six mois, l'extension du membre, soit avec les mains, soit avec des lacs ou un autre appareil.

Jean Munick[20] est en général de l'avis de Fabr. ab Aquap., mais il conseille, comme Gui de Chauliac, de rompre l'os avec le genou.

---

s. 1231. traduit du latin, par Fréd. Greissen, candidat en médec. Francf. 1682.

[17] *Instit. med.* lib. V, pars II, cap. III, pag. 980. Wittebergæ, MDCXX. 8.

[18] *Universa ars med. lib. decim. quint.* cap. II, pag. 158. Francf. MDXCVI. fol.

[19] *Wundarzneisches Zeughaus*, c'est-à-dire, répertoire de chirurgie, 1re part., planche 36, pag. 251, augmenté de 56 planches et traduit par Amad. Megerlin, Francf. 1679. 4.

[20] *Praxis chirurg.* etc. lib. IV, cap. III, pag. 736. VI, traduit en allemand. Ulm, 1690, 8.

Jean-Baptiste Verduc [21] cite les opinions des plus anciens médecins, mais il ne décide point; il trouve plutôt un nombre infini d'obstacles, craint que la rupture ne se fasse pas dans le calus, et console dans l'espoir que le mal s'améliorera par des fomentations et des cataplasmes, pour la préparation desquels il donne plusieurs préceptes.

Il en est de même de Pierre Burger [22]; il approuve l'opération après avoir auparavant mollifié le cal, qui doit encore être récent.

Kuhner conseille à Jean Helferich Jungken [23] de procéder à l'opération des os peu forts, lorsque le cal n'a pas encore dépassé le terme de six mois; mais, après avoir fait usage auparavant de remèdes émolliens pour pouvoir faire la rupture des os avec les mains ou moyennant des lacs, et si le cal était trop dur, il faudrait rompre l'os à côté du cal.

D'après lui, il n'y aurait plus de remèdes pour les os forts, par exemple, pour le fémur. Nous

---

[21] *Chirurgische Schriften.*, en 2 tom. pag. 323, traduit du français en allemand. Leips. 1712.

[22] *Candidatus chirurgiæ,* 5e part., quest. 85, pag. 516. Hannover et Wolfenbuttel, 1629. 8.

[23] *Chirurg. Manualis*, sect. II, cap. III, pag. 140—41, avec des planches. Nurenberg, 1718. 8.

trouvons une copie presque littérale de Jungken dans Jean Phil. Roth [24].

Joseph Schmidt [25] doute de la possibilité de pouvoir améliorer des fractures mal réduites, et craint, par un pareil procédé, le spasme, la goutte et la paralysie.

Math. Gottf. Purrmann [26] recommande des remèdes émolliens, lorsque le bras ou la jambe présente des courbures encore récentes, et puis l'extension du membre moyennant certains instrumens, par exemple, le Glossocomium. Mais en cas que le cal fût déjà trop dur, il faudrait se servir, mais seulement après avoir fait usage de fomentations, etc., et après avoir étendu le membre, d'une machine particulière à vis pour rompre les os, et, s'il était possible, l'endroit même de la première fracture.

Théodore Zwinger [27] ne croit pas qu'on puisse guérir autrement les os courbés qu'en appliquant des cataplasmes et des emplâtres émolliens, etc.

---

[24] *Sicherer und allzeitfertiger Chirurgus*, etc. lib. IV, cap. V, pag. 879. Lubeck 1734. 8.

[25] *Spiegel der Wundarznei*, lib. I, pag. 168. Ulm 1656. 4.

[26] *Grosser und gantz neu gewundener Lorbeerkrantz der Wundarznei*, 3e part., pag. 65. Francfort et Leipzig, 1692. 4.

[27] *Sicherer und geschwinder Arzt*, pag. 265. Bâle 1703. 8.

Jean Bohn [28] rejette l'opération par des motifs théoriques, comme une action très-dangereuse et très-inutile, particulièrement en voulant opérer des sujets maladifs ou des gens déjà avancés en âge. Il consent plutôt à l'opération, si le malade est encore jeune et fort vif; on doit pour lors mollifier le cal, pourvu qu'il ne soit pas encore trop durci, par des fomentations et des cataplasmes, et puis en faire la rupture avec le genou qu'on aura placé sur le lieu fracturé primitivement. Mais on ne doit jamais entreprendre cette opération, si la fracture avait lieu au fémur ou à l'humérus, à cause d'une cure trop dangereuse et trop longue.

J.-L. Petit [29] n'admet point l'opération, mais il conseille seulement d'être sur ses gardes pour qu'on ne se trouve jamais dans le cas de la désirer ou de la tenter. Mais il ne dit point ce qu'il y a à faire, si le bandage a occasionné le malheur.

Laurent Heister [30] et Christophe-Henri Keil [31]

---

[28] *Chirurg. rationalis*, mise au jour par Lic. Henri Winklern, pag. 132. Braunchweig, 1732.

[29] *Traité des maladies des os.* Troisième édition, revue, etc. tom. II, chap. I, pag. 45. Paris 1734. 8.

[30] *Chirurgie*, avec 38 planches, 1re part., 2e lib. 2e cap. pag. 137. Nurenberg, 1763. 4.

[31] *Compendioses, doch volkomenes Chirurg. Handbuchlein der chirurgie*, lib. II, cap. I, pag. 89. Augspurg 1759. 8.

croient avoir trouvé un remède dans la rupture des os, mais ils pensent toutefois être obligés de nous prévenir contre l'opération.

Hevin [32] conseille, s'il y a encore raccourcissement ou courbure récente, de faire des extensions graduées du membre, mais il dissuade avec raison, d'inciser selon la méthode d'Avicenne, de Sévérinus, etc., l'endroit pour mettre à nu le cal et de le râcler.

Auguste Scharrschmidt [33] connaît l'opération par la théorie, mais non pas par expérience; il l'approuve au reste, le cal étant encore tout récent.

Christ.-Ehrenfr. Eschenbach [34] doute de la possibilité de l'opération, sitôt que le cal est déjà durci; il la tient pour très dangereuse, et ne la recommande que dans le cas où l'usage du membre serait entièrement nul par sa difformité.

Jean-Bapt. Morgagni [35] semble désapprouver la rupture des os à cause d'une opération qui a été

---

[32] *Cours de pathologie et de thérapeut. chirurgicales*, 3e édit. et tom. II, sect. II, pag. 379. Paris 1793. 8.

[33] *Kurtzer Unterricht von den Kranckh. der Knochen*, Cap. I, Parag. 7, Pag. 9. Berlin 1749, 8.

[34] *Chirurgie*, 5e art. parag. 333, pag. 535. Rostock et Leipsig, 1754. 8.

[35] *De sedibus et causis morborum per anatomen indag.* lib. V, tom. III, lib. IV, epist. LVI, p. 204—28. *Ebroduni in Helvetia MDCCLXXIX.*

suivie de la mort. La manière dont elle fut pratiquée sur la jambe n'est point indiquée.

Fréderic-Auguste Walther [36] soutient que les extrémités des os rompues sont, si tout va bien, tellement réunies par le cal après quelques semaines, qu'aucune force n'en peut faire la rupture au même endroit.

Il croit que, déjà après le onzième jour, il sera difficile de ramener à leur rectitude naturelle les os qui se sont déplacés, à cause de la qualité adhésive du cal.

Gottf.-Christ. Reich [37] admet qu'un os soudé par le cal ne se rompt jamais pour la seconde fois au même endroit, mais un peu au-dessous ou au-dessus de celui-ci, et il traite de déraisonnable le chirurgien, s'il croit que l'on peut rompre de nouveau le membre qui a été mal guéri, et que l'on en puisse faire une meilleure réduction.

André Marrigues [38] représente la rupture des os comme une erreur grossière et dangereuse.

---

[36] *Musée anat.* 2e part., pag. 138, parag. 14 et 15. Berlin, 1796. 4.

[37] *Uber Beinbrüche und Verrenkungen,* trad. de l'anglais, par le docteur G. C. Reich, 1re part., pag. 50, paragr. 60, pag. 45, paragr. 60. Nurenberg, 1793, 8.

[38] *Phisiol. chirurg. Abh. von der Bildung und den Fehleren des nach Beinbrüchen entstehenden Callus*, s. 182, trad. du français. Leips. 1716. 8.

Jean-Fréd. Bottcher [39] et Jean Bernstein [40] rapportent à la vérité l'exemple que donne Tenhaff d'une pareille opération; mais ils sont de l'opinion que le mal peut seulement être réparé lorsque le cal n'est point encore durci, moyennant l'extension continue ou l'application des machines convenables; mais en cas que le cal fût très-solide, il serait impossible d'y remédier, vu déjà la forte distorsion des muscles, et parce que le cal ne se romperait jamais, mais une autre portion de l'os.

Selon les opinions de Louis Læmmerhirt [41], le conseil de rompre un os guéri obliquement, est fondé sur l'ignorance; car le cal reste toujours plus élastique, et l'os ne se rompt jamais au même endroit.

Boyer [42] dit que si les os sont déjà consolidés,

---

[39] *Dissertation sur les maladies des os, des cartilages et des tendons*, avec 17 planches, 1re part., chap. XIII, paragr. 176, pag. 170; 3e édition. Konigsberg et Leips. 1795. 8.

[40] *Ueber Verrenk. und Beinbruche*, s. 378. Iena et Leips. 1802. 8.

[41] *Taschenbuch über Beinbruche und Verrenkungen, fur angehende Wundärzte; nebst einer Vorrede von Dr. Mursina.* Berlin, 1805 8. *Conf. Salzburg. med. chirurg. Zeitung 4ter band.* n° 98. s. 339. 1806. 8.

[42] *Sur les maladies des os*, rédigées par Anth. Richerand,

mais que le membre soit raccourci et immobile, nous ne pouvons plus avoir recours à l'art.

Jean-Chrét. Ebermaier [43] croit qu'il sera difficile de mettre en œuvre cette opération, et il attend beaucoup des frictions que l'on doit faire, non pour rompre les os, mais pour mieux pouvoir, moyennant des machines convenables, ramener à sa rectitude naturelle le membre difforme et courbé.

Henri Callisen [44] rejette l'opération, si le cal s'est déjà durci, et déclare en ce cas le mal incurable, le cal étant toujours plus dur que la substance osseuse naturelle.

Anthelme Richerand [45] ne permet l'opération qu'à la dernière extrémité, lorsque, par exemple, le membre présente une difformité extraordinaire, et que le malade la souhaite ins-

---

an XI, II, volum. 8. *Conf. Salzb. med. chir. Zeitung* 15te *ergänzt Bd.* n° 400, s. 269. 1812. 8.

[43] *Taschenbuch der chirurg., fur angehende Wundarzte*, 1ster band, 37stes kapitel, s. 679—80, 2te auflage. Leipsig. 1810. 8.

[44] *Syst. chirurg. hodiern., in usus publ. atque privatos adornatum*, vol. I, pars II, class. II, ordo IV, s. 883, parag. 1399, édit. quarta. Hafniæ, 1815. 8.

[45] *Grundriss der neueren Wundarzneikunst nach der 5ten Verbess. Franz. Original ausgabe übersetzt*; 7ter theil. s. 25. Leipsig, 1823.

tamment à cause de vives douleurs, d'accidens inflammatoires, et d'une longue durée du nouveau traitement. Il ajoute encore qu'heureusement les os difformes ne possèdent point de solidité, et que la moindre force suffit pour faire la rupture de ces os qui ne sont point dans un rapport convenable.

Il résulte de la relation de ces opinions, auxquelles j'aurais pu facilement en ajouter d'autres, si j'avais été dans la possession d'une bibliothèque plus nombreuse, que l'opération, qui fait le sujet de cette dissertation, n'a été extraite de la plupart des auteurs de chirurgie que par respect pour la mémoire de Celse et comme un objet de complétement, et en même temps à cause de son antiquité; qu'il n'y en avait que très-peu (comme Fabricius ab Aquap. et Purrmann), qui la connussent par expérience, et la plupart ne connaissent en général d'autres remèdes pour une malheureuse guérison d'une fracture que des onguens émolliens, des cataplasmes et des fomentations, dans lesquels cependant ils n'ont pas eux-mêmes, et avec raison, une entière confiance.

Je devrais maintenant citer de suite les motifs et le doute que la théorie a apposés à cette opération, outre la réfutation et la critique de ces mêmes motifs et de ce doute; mais comme les observations suivantes serviront en partie déjà de réponse, et que la réfutation exacte sera d'autant plus claire et intelligible, si l'on familiarise d'abord le lecteur avec les expériences, je les lui rapporterai dans le 2e chapitre, tant celles que j'ai en partie faites moi-même, que celles que d'autres chirurgiens m'ont fournies.

CHAPITRE II.

Expérience sur l'emploi et la réussite de la rupture du cal des os mal réduits.

La série des observations suivantes prouve que l'opération a été couronnée du plus heureux succés, tant avec que sans machine, dans les cas décrits ci-après :

a. OBSERVATIONS SUR LA FRACTURE ARTIFICIELLE.

(1) *Sans machine.*

PREMIÈRE OBSERVATION,

Par l'éditeur.

Le nommé Rabel, âgé de dix ans, fils de Philippe Rabel, vigneron à Oven, tomba d'un chariot, le 15 juillet 1811. Une roue lui passa sur le haut des deux cuisses, lesquelles furent un peu froissées, et la cuisse droite fracturée obliquement à deux travers de doigt de largeur, sous le grand trochanter.

Un chirurgien, déjà avancé en âge, soigna aussitôt la réduction et le pansement de l'os fracturée : il se servit de quelques compresses, d'un bandage circulaire, de quelques atelles d'une longueur de six pouces à peu près et d'un fanon court. Le malade était couché sur un lit de plume. Comme le malade était presque toujours tranquille et qu'il ne se plaignait, pendant toute la durée de la cure, que de quelques douleurs aiguës dans les régions de la fracture, les parens qui s'éloignaient toutes les fois que le chirurgien renouvelait le pansement de la fracture, n'augurèrent aucun mal, que jusque vers la fin de la quatrième semaine, où, croyant le malade bientôt guéri, ils trouvèrent le fémur raccourci et courbé. Le chirurgien à qui l'on demandait raison de sa mal-adresse, se contenta, pour toute justification, de répondre, qu'en traitant de pareilles fractures obliques à tel endroit de l'os, la jambe se raccourcissait ordinairement, et que l'on devenait plus ou moins boiteux.

Ayant eu à soigner, à cette même époque, dans le même village, un autre malade, je fus appelé pour visiter ce malheureux garçon. Je trouvai à l'examen que le bandage était trop lache, et qu'il n'était pas assez appliqué sur le lieu fracturé. Ce garçon était, d'après le dire de ses parens, depuis sa naissance, très-bien nourri; il jouissait d'une bonne santé, avait les membres forts, et était très-grand pour son âge; le fémur, qui était sans tumeur, était courbé en dehors et raccourci de deux pouces; le pied était un peu tourné en dedans; et en sondant la fracture, on s'apercevait très-clairement que le fragment inférieur de l'os, du côté postérieur et extérieur du fragment supérieur, ayant eu une direction un peu oblique en dehors, avait subi un déplacement vers le haut, de sorte que les extrémités de la fracture se croisaient en quelque manière; ces extrémités étaient déjà, par suite de guérison, si bien consolidées qn'il n'y avait plus rien à espérer de la simple extension par les mains, ni d'aucun autre appareil quelconque, vu que les mouvemens du membre, faits en divers sens, ne trahissaient nulle souplesse et aucun relachement. C'est ce qui me détermina à proposer aux parens affligés de consentir à ce que je rompisse de nouveau la partie où l'os avait été fracturé; ils se soumirent, avec résignation, de même que le fils, à l'opération qui eut lieu le lendemain de l'après-midi, le quatorze août.

N'ayant pas encore connu la nouvelle méthode de procéder à l'opération par le chirurgien Bosch de Schliesbach, (et que je décrirai dans la neuvième observation suivante) de rompre les os mal réduits, moyennant une machine, le conseil de Celse me paraissait mériter la préférence sur tout autre méthode; il dit: après avoir fait l'extension et la contre-extension du membre, on exerce une forte pression avec la main sur la partie fracturée, afin de rompre l'os, que l'on ramène dans sa situation primitive.

Le malade était couché sur un lit placé sur une table étroite; un aide le tenait par-dessous les bras, un autre fit l'extension moyennant un lac appliqué au-dessous des jointures du genou, un troisième, en tirant un peu plus doucement à la jambe, augmenta l'extension, et un quatrième fit la contre-extension, moyennant une touaille qu'on lui avait fait passer entre les cuisses. Parvenu au point que je jugeais nécessaire pour casser l'os, j'appliquai avec force mes deux mains fermées, mais particulièrement mes deux pouces, sur la partie fracturée, au côté externe du fémur, jusqu'à ce que nous entendîmes une crépitation. Alors je posai quatre doigts de mes deux mains au côté externe du fémur et sous l'endroit fracturé, afin de pouvoir plier le membre vers le haut; tout en faisant agir avec violence mes deux pouces posés sur les extrémités des fragmens, nous nous aperçûmes d'une crépitation encore plus considérable, et l'os fut brisé à l'endroit de la fracture. L'opération a duré tout au plus dix minutes; convaincu du succès de ladite opération, les cris douloureux du garçon furent bientôt remplacés par la joie; et lorsque le père, encore en colère à cause de la non-réussite de la première opération, entra dans la chambre pour faire des reproches amères au chirurgien qui avait soigné la première fracture, le fils l'appaisa en lui assurant qu'il ne ressentait presque plus de douleurs. On ne voyait à nul endroit de la cuisse des signes d'extravasation de sang, couleur ternie, etc.; bref, elle avait la longueur et la constitution normale.

Comme nous craignîmes que la jambe ne s'enflât trop, l'appareil composé de compresses nécessaires, d'une bande à dix-huit chefs, d'atelles de fer blanc vernissées de Brunighausen, destinées pour le fémur, et d'un fanon qui passait le talon, fut appliqué avec beaucoup de précaution, et le bandage fut souvent humecté par une décoction, moitié eau, moitié vin, d'herbes aromatiques auxquelles on avait ajouté du salmiac.

Vers la nuit, nous administrâmes au malade

un grain d'opium, sur quoi il dormit bien, et ne tressaillit que quelquefois pendant le sommeil. Le matin il s'éveilla assez gaîment, en nous assurant maintenant, comme dans les jours suivans, qu'il n'éprouvait de temps en temps que quelques mouvemens convulsifs dans les muscles cruraux. Le pouls n'était pas plus irrité à présent qu'après une simple fracture, et l'appétit comme auparavant.

Le 19 août, je renouvelai le pansement, et trouvai que la tumeur à la jambe était peu considérable, point de couleur ternie, etc. Mais le fragment inférieur de l'os avait, comme il était facile de prévoir à cause de la vivacité du malade, et à cause du bandage que l'on avait à dessein peu serré, subi un dérangement vers le haut; c'est pourquoi, après avoir fait l'extension du membre, j'ai plus serré le bandage, et ai en même temps appliqué sur le côté sain l'appareil de Hagedorn, fabriqué pendant cet intervalle.

Les fomentations dont j'ai parlé plus haut, furent encore employées pendant quinze jours, mais plus chaudes que froides et sans salmiac; le pansement a été renouvelé tous les huit ou dix jours. Vers la fin de la troisième semaine, on a déjà cru s'apercevoir de quelques consolidations; après quatre semaines elles furent très-visibles, et le malade était si bien guéri après sept semaines qu'il pouvait remuer en divers sens le membre qui n'était raccourci que de deux lignes. Cependant, par précaution, je lui fis passer encore quelques semaines dans son lit, mais sans machine et sans fanon.

Il ne se manifesta, pendant toute la durée de la cure, aucun symptôme fâcheux, et le malade n'a point pris de médecine, à l'exception de la première nuit.

Ce jeune homme demeure avec ses parens à Dettingen, grand-bailliage de Kirchheim; il est grand, a la taille bien prise, et est en état de faire toutes les fonctions qu'on rencontre dans l'état de paysan. Le cal s'est si bien formé, que quand l'homme est debout, on ne s'en aperçoit nullement, et très-peu quand il est assis.

Il m'assura, il y a peu de tems, qu'il n'avait déjà plus, quelques minutes après l'opération, ressenti de douleurs.

DEUXIÈME OBSERVATION.

Par l'éditeur.

La fille du paysan George Gienger, de Niedlingen, grand-bailliage de Kirchheim, laquelle était âgée de quatre ans, et à la vérité très-faible et incapable de marcher dans les deux premières années, mais dans les deux autres suivantes très-bien portante, et jouissant d'une bonne santé, s'était, par une chute, à dix pieds de hauteur à peu près sur des dalles, fracturée transversalement le fémur gauche, à un bon pouce au-dessus de sa partie moyenne. La réduction de l'os a été faite sur le champ par un chirurgien qui se servit à cet effet de compresses, d'une bande circulaire et de longues atelles de bois. L'enfant a été couché sur une paillasse de balle d'avoine. Dans les trois premières semaines, le bandage a été souvent humecté avec de l'eau de Goulard, et plus tard avec de l'eau de vie.

L'enfant était assez tranquille, et se plaignit de peu de douleurs les quinze premiers jours, et le membre rompu avait la même longueur et la même forme que le membre sain.

Dans la troisième semaine la patiente commença à être remuante et de mauvaise humeur, et chercha souvent à relâcher le bandage; ce qui occasionna une courbure à la jambe; elle grossit peu à peu, parce que les parens avaient acquiescé à la prière de cet enfant qui demandait à être souvent porté sur les bras de grandes personnes.

La proposition faite par le chirurgien aux parens de la malade, de rompre le cal, ou de rendre, moyennant l'extension et la contre-extension, une direction droite à la jambe, fut rejetée.

Comme les extrémités de la fracture paraissaient s'être consolidées au commencement de la septième semaine, le chirurgien mit l'enfant sur ses pieds, le fit marcher dans la chambre; ce qu'il fit très-vite et souvent, quoiqu'en boitant. La courbure s'augmenta de jour en jour, de sorte que la jambe fut, au bout de la neuvième semaine, raccourcie d'un bon pouce. A la face externe de l'endroit fracturé, on sentait le cal qui avait la grosseur d'une demi-noix faséole.

C'est dans ces circonstances que les parens implorèrent du secours auprès du chirurgien Wagner, de Suppigen, grand-baillage de Blaubeuren. Celui-ci, sans faire usage auparavant de cataplasmes, de bains, etc., a, d'après la méthode de Celse, fait la rupture du cal.

Les personnes présentes à l'opération entendirent une crépitation sourde, et la réduction des extrémités de la fracture se fit presque d'elle-même.

L'appareil à fracture qu'on a appliqué, a été le même dont on se sert ordinairement, si ce n'est que les atelles qui, au lieu de bois, étaient fabriquées de fer blanc.

La malade était couchée sur un coussin rempli de paille hachée.

L'enfant se calma bientôt, et la cure se passa

sans fâcheux accidens. La fracture marchait à si grands pas vers la guérison qu'au bout de la quatrième semaine, la malade pouvait déjà lever son bras.

Huit semaines après, la fracture fut parfaitement bien consolidée; la fille marchait très-bien, et la jambe était d'égale longueur avec la jambe saine *.

TROISIÈME OBSERVATION.

Extrait d'une lettre de M. Spaeth, chirurgien du grand-bailliage à Munsingen, adressée à l'éditeur, le 9 *juin* 1819.

Dans les temps passés, on a souvent rompu, à l'endroit primitif de la fracture, et non sans beaucoup de succès, les os mal réduits qui présentaient une courbure considérable. De nos jours le cas est plus rare. Le fait suivant ne contri-

---

* Je me suis convaincu du succès de cette guérison et du parfait rétablissement de cette fille, au mois de janvier 1824. Elle ne se plaint jamais de douleurs périodiques (*Calender-Schmerzen*); le cal est uni et bien formé, et moins perceptible, d'après l'assurance des parens et du chirurgien, qu'avant l'opération.

buera peut-être pas peu à encourager les chirurgiens à réitérer l'opération.

Il y a dix ans qu'un garçon paysan, nommé Léyer, d'Apfelsteten, grand-bailliage de Munsingen, tombant d'une hauteur considérable, se cassa le fémur droit dans sa partie moyenne. Ayant été appelé chez lui, je fis la réduction quelques heures après, appliquai l'appareil à fracture, et la bonne mine de ce jeune homme me fit espérer la plus prompte guérison. Au bout de huit jours, je défis le bandage, et trouvai assez bien, et selon mes souhaits, les extrémités de la fracture, ainsi que la position du pied.

J'ai donné ordre à un chirurgien, qui demeurait dans le voisinage, de visiter souvent le malade, et de m'informer en cas qu'il se présentât quelque chose de fâcheux.

Ce que le chirurgien ne fit point, parce que le malade ne se plaignait jamais de douleurs aiguës; il avait aussi un bon appétit, et passait les nuits très-paisiblement.

Après quatre semaines, j'allai le visiter; mais j'ai trouvé, à mon grand mécontentement, que le fémur était considérablement courbé en dehors, le pied raccourci de trois pouces, l'endroit de la fracture déjà assez bien consolidé, et le cal très-dur.

Ma conscience me fit des reproches amers d'avoir peut-être négligé ce jeune homme. Je n'ai point osé relever la situation dans laquelle se trouvait le malade, de peur que mon honneur, ma confiance et ma réputation ne courussent quelque risque. Je n'ai point osé non plus proposer aux parens la rupture du cal pour renouveler la fracture et faire cesser le raccourcissement du membre.

J'éloignais alors de la chambre, sous différens prétextes, tous ceux qui étaient présens, appuyai un de mes genoux sur l'endroit de l'os fracturé, et de cette manière je rompis l'os à l'endroit de la fracture primitive. Il fallait pour ceci les forces d'un homme vigoureux, et l'os s'est brisé avec un bruit considérable.

On fit l'extension convenable du membre, mais non sans de grandes douleurs; et moyennant des machines et des soins assidus, il fut maintenu dans cette situation.

Le malade a été, au bout de cinq semaines, radicalement guéri. Il y a un an qu'il a été enrôlé au service militaire.

QUATRIÈME OBSERVATION.

Par le même, le 27 janvier 1825.

L'expérience suivante, qui a été couronnée du plus heureux succès, sur la rupture d'un os qui, dans sa première réduction, n'a pas été traité avec les précautions nécessaires, éclaircira beaucoup de difficultés relatives à cette opération, à la vérité douloureuse, mais la seule qui ait pu porter du secours au malheureux et lui être salutaire; c'est pourquoi je me crus obligé de la rendre publique.

Ferdinand Bosler, de Hundersnigen, grand-bailliage de Munsingen, âgé de 49 ans, avait le corps un peu maigre, mais jouissait d'une très-bonne santé. Il descendait l'endroit escarpé près de la maison curiale de ce village, le 20 août 1824, conduisant un chariot chargé de gerbes.

Ce chariot, dont les deux dernières roues avaient été enrayées, ayant été mis en mouvement, ne put plus être arrêté dans sa course par les bœufs qui y étaient attelés; le paysan fut entraîné avec lui, et eut, outre plusieurs blessures, la jambe droite fracturée obliquement, à trois ou quatre pouces sous le genou.

Le chirurgien Banhardt, de Hohen-Gundelfingen, et moi, nous avons été appelés auprès de ce pauvre malheureux; nous trouvâmes, à notre examen, les deux os cassés obliquement, une plaie en dedans par laquelle les extrémités de la fracture du tibia faisaient saillie ; le pied était aussi fracturé.

Je ne parlerai ni de l'exploration ni de la réduction de la fracture, moins encore du lit sur lequel était couché le malade. L'appareil était composé de coussins remplis de paille hachée, de fanon, de bandage, d'atelles et de la bande à plusieurs chefs. On a appliqué au pied la machine suspensoire de Braun.

En me servant d'un semblable appareil, je n'ai presque jamais été trompé dans mes attentes, et rarement j'ai été forcé d'avoir recours à d'autres machines en traitant des enfans.

Le chirurgien Banhardt soigna le pansement de la plaie pendant l'intervalle.

Le 1er septembre, douze jours après la réduction, nous avons été tous les deux appelés auprès du malade; les douleurs étaient insupportables, et la jambe plus courbée qu'auparavant. Nous trouvâmes les os totalement déplacés, et le pied tourné en dedans.

Nous procédâmes de nouveau à la réduction, mais qui ne nous réussit qu'imparfaitement, à cause de l'énorme tumeur à la jambe, qui a empêché que nous ne distinguassions la réunion des extrémités de la fracture.

Cette fracture compliquée a encore été empirée par les accidens suivans:

1° Deux fistules exhalaient une grande quantité de matière fétide.

2° L'inflammation s'était montrée à un très-haut degré et contre toute attente, tant sur la surface de la peau que sur les muscles, et passa, quoique le bandage fût très-peu serré, et malgré les remèdes antiphlogistiques, à l'état de gangrène dans plusieurs endroits de la superficie de la peau.

3° Une tumeur extraordinaire s'était répandue sur tout le pied.

4° On voyait à travers les extrémités de la fracture, une plaie entr'ouverte et déchirée, de même une contorsion des muscles et des vaisseaux, tant à la première réduction qu'à la suivante. Ces circonstances me laissaient peu d'espoir pour la guérison du malade, elles me donnaient même beaucoup d'inquiétude pour la conservation de sa vie.

Cependant ces accidens fâcheux disparurent bientôt par la coopération active et zélée du très-digne pasteur de ce village, et au bout de quinze jours, on s'aperçut déjà, aux extrémités des os qui ne se touchaient qu'un peu, d'une petite consolidation, laquelle était si avancée que le patient pouvait, sans aide, librement lever le pied, qui cependant présentait encore une courbure considérable, et était bien plus raccourci que le pied sain.

Je recommandai au malade de se tenir encore long-temps très-tranquille, dans l'espérance que le cal réparerait ce qui avait été négligé par la mauvaise réduction des os fracturés; mais mes espérances, fondées sur l'expérience, furent frustrées cette fois-ci. La consolidation des os augmenta de semaine en semaine, au point que le malade, tenant les mains de deux personnes, pouvait tant soit peu s'appuyer sur la jambe; mais, comme paysan, il était sujet à porter de pesans fardeaux, et, habitant une profonde vallée, à monter et à descendre des montagnes escarpées; ce qui me fit craindre que les os ne se cassassent derechef au lieu fracturé.

Je fis donc la proposition de faire de nouveau la rupture du cal pour faire cesser le raccourcissement du membre.

Le chirurgien Banhardt et le malade y consentirent.

Cette rupture se fit, après quatre-vingt-quatre jours, sans que nous eussions employé des émolliens auparavant.

L'extension et la contre-extension du membre ont été faites graduellement par des aides intelligens; le chirurgien Banhardt et moi, nous nous plaçâmes près des extrémités de la fracture et pressâmes sur elles avec beaucoup de force; nous entendîmes après une demi-minute un bruit distinct; après quelques secondes, encore un, mais moins fort; tout à coup le tibia exécuta des mouvemens dans nos mains. On s'aperçut très-distinctement que les extrémités des os se touchaient bien mieux qu'avant l'opération.

L'appareil contentif, semblable au premier, fut appliqué sur le champ; et les premiers accidens ayant disparu, il fut appliqué avec moins de difficulté que la première fois. Le membre obtint sa position naturelle, et y a été maintenu tranquillement.

Les douleurs du malade furent extrêmement fortes, mais cependant moindres qu'à la première réduction, et ne durèrent que six minutes à peu près. Il n'y avait point de traces d'une extravasation de sang. L'opération fut suivie d'une légère inflammation; ce qui me fit d'abord craindre que la force vitale, qui était déjà très-affaiblie, ne s'éteignît entièrement.

J'ai fait usage de fomentations fortifiantes, et tant soit peu excitantes.

Elles eurent les suites les plus favorables; la plaie marchait à grands pas vers sa guérison, et le patient n'eut besoin d'aucun remède fortifiant.

Au bout de trois semaines, des traces de coaptation furent très-visibles; quatre semaines plus tard, j'ai trouvé les extrémités de la fracture ossifiées; la réunion n'en était, à la vérité, pas encore parfaite; cependant elles se touchèrent réciproquement au-delà de la moitié; le cal était assez bien formé, et pas plus gros qu'il ne l'est ordinairement, quand il y a fracture oblique à la cuisse, le pied est à peine d'un pouce et demi plus court que l'autre.

Toutes les parties molles sont dans leurs fonctions ordinaires, et le malade se promène dans la maison, monte et descend les escaliers, sans être incommodé, et sans se tenir à un objet quelconque.

Cet homme est bien portant, et se félicite avec moi de pouvoir bien vaquer à sa profession comme auparavant.

CINQUIÈME OBSERVATION.

Par l'opérateur Boesbier, de Bernloch, grand-bailliage de Munsingen, le 16 *août* 1824.

Vers la fin du mois d'avril 1804, j'ai été appelé auprès de Kussel Samuel, âgé de quatorze ans, fils de Schmul, de Haigerloch, principauté de Sigmaringen.

Ce jeune homme avait le fémur fracturé dans

sa partie moyenne, la septième semaine venait de s'écouler, et lorsqu'il devait marcher, le fémur se courbait en dehors, de sorte que le pied était considérablement raccourci.

Quoique le nommé Kussel ait été rachitique jusque dans la treizième année, et qu'il eût selon toutes les apparences, une constitution très-faible, j'ai cependant résolu, après en avoir averti et le père et le fils, de rompre l'os, moyennant l'extension et la contre-extension; c'est ce qui s'effectua aussi facilement, vu que les extrémités de la fracture, moyennant l'angle considérable, ne s'étaient rapprochées que d'un tiers, et qu'elles ne s'étaient pas fortement cicatrisées, le cal n'étant pas volumineux. La rupture de l'os a été accompagnée d'un bruit considérable. Les parties ayant été ramenées dans leur position requise, l'appareil a été appliqué légèrement; le patient se plaignit de douleurs aiguës, depuis trois heures de l'après-midi jusqu'à deux heures de la nuit; cependant l'inflammation n'a pas été trop forte.

Le patient étant d'un tempérament remuant, j'ordonnai qu'un garde-malade veillât auprès de lui pendant quinze jours consécutifs. Alors je lui appliquai une machine extensoire, et, au bout de huit jours, le malade était en état de marcher droit et sans bâton, et n'a, jusqu'à ce moment, pas ressenti les moindres suites fâcheuses.

Le père de ce jeune homme m'a déjà souvent assuré que son fils jouit maintenant d'une santé plus solide qu'auparavant.

SIXIÈME OBSERVATION.

Par le chirurgien Bosch, de Schlierbach.

J. George Dorsschmidt, maçon de O., âgé de trente-quatre ans, jouissant d'une bonne santé, et ayant une forte corpulence, a eu, le 8 mars 1826, le tibia droit fracturé obliquement, par un cheneau, à peu près au-dessous de la malléole. Le péroné resta intacte.

Le malheureux, sans être pansé, couché sur un chariot, fut conduit chez lui. Il lui a fallu cinq quarts d'heure pour y arriver, et le chemin étant très-raboteux, le membre rompu fut fortement secoué; ce qui lui causa des douleurs très-aiguës, et fit qu'il se tuméfia beaucoup. Trois heures après la fraction de l'os, le pied fut réduit et pansé par un chirurgien.

Pendant le cours du traitement, le membre a été courbé, tant à cause de la conduite turbulente du malade, qu'à cause d'une position non convenable. Il y ressentait souvent des douleurs, et ayant été, au quarante-troisième jour, mis sur son pied, celui-ci se courbait encore plus en avant et en dehors; ce qui occasionna de grandes douleurs au malade, et l'empêcha de se tenir debout.

Ces circonstances déterminèrent le malade à s'adresser à moi, et à ma visite, je remarquai les faits suivans:

Le haut et le bas de la cuisse droite avaient plus maigri pendant le traitement que la jambe saine, et le malade ne la pouvait pas encore mouvoir facilement; il pouvait seulement la lever du lit avec les deux mains; sur quoi les douleurs augmentaient, et le pied avait beaucoup de ressemblance avec un pied bas. Le tendon d'Achilles et le tendon fléchisseur de la jointure du genou furent raccourcis au point que le malade, en se tenant debout, ne touchait le plancher qu'avec les doigts du pied.

La région de la fracture présentait une courbure considérable de devant en dehors, dans l'espace compris entre le tibia et le péroné. Vis-à-vis de cette courbure, on apercevait une concavité, au côté interne du bas de la cuisse, et à l'extrémité inférieure du fragment supérieur de la fracture, une cavité au lieu de la crête du péroné.

Cette situation provenait d'une conformation vicieuse des deux extrémités de la fracture, c'est-à-dire, l'extrémité supérieure du fragment inférieur, avait subi un déplacement si oblique en avant et en dehors qu'elle ne touchait que pour un tiers à la face de la fracture du fragment supérieur, et à laquelle elle faisait une saillie très-visible et très-sensible. Il est encore à remarquer que le fragment supérieur avait gardé sa situation naturelle, mais qu'il a été réuni avec le tibia par le cal.

Ce cal n'était ni grand ni dur, c'est pourquoi le bas de la cuisse se courbait plus quand le malade était debout, que lorsqu'il était couché.

Le malade demandait instamment à être opéré, et moi, n'étant pas venu dans le dessein de rompre de nouveau la cuisse, j'ai résolu, faute de machine, de faire l'opération avec les mains.

Le malade fut placé sur une table étroite, et tenu par le corps par un aide vigoureux qui s'était placé derrière lui; quelques autres aides firent l'extension et la contre-extension du membre, et moi, l'ayant embrassé avec les deux mains au-dessous de la région de la fracture, je pressais en même temps en arrière, avec autant de force que possible, avec les deux pouces placés sur les deux côtés de la crête du péroné, sur l'extrémité supérieur du fragment inférieur, jusqu'à ce que je m'apercusse d'un relachement dans le membre, accompagné d'un bruit sourd; puis je pressai avec les deux mains, d'arrière en devant, pendant l'extension et la contre-extension, sur la partie de la jambe qui se trouvait au-dessous du lieu fracturé, jusqu'à ce que l'extrémité supérieure de la fracture du fragment inférieur s'avançât avec un bruit sourd réitéré.

Je poussai à la fin ce même fragment du côté externe vers le côté interne, et, par ce mouvement de l'os, pour lequel il me fallait employer toutes mes forces pendant un quart d'heure, je réussis, après avoir laissé auparavant le repos convenable au malade à séparer les deux extrémités de la fracture et à faire la réduction des os, sans que le tibia eût été fracturé par ce procédé. Cette opération fut très-difficile, et le malade manifesta les douleurs qu'il y ressentait par des cris perçans; mais il se calma bientôt après la réduction, et m'assura cette fois, et encore plusieurs fois depuis, qu'il n'avait plus ressenti de douleurs, sitôt que le bandage avait été appliqué, et pendant toute la durée de la guérison. On ne remarqua jamais d'esquilles, d'extravasation de sang, d'inflammation, où d'autres accidens fâcheux; le malade ne prit point de médecine pendant le cours du traitement.

Le premier bandage, comme les suivans, fut appliqué, impreigné de vin tiède; mais pendant l'intervalle, il fut toujours appliqué à sec.

Au bout de onze semaines, le malade appuya, pour la première fois, le pied à terre; il s'aida d'une béquille, de laquelle je lui ai prescrit, par précaution, de se servir encore à présent (à la fin du mois d'août), à cause de la pesanteur de son corps, et parce que le raccourcissement du tendon d'Achilles n'avait pas encore totalement cessé.

Le péroné a obtenu derechef sa direction et sa longueur naturelle, et ce n'est qu'en glissant les doigts le long de la crête du péroné, qu'on s'aperçoit qu'elle avance de deux lignes au fragment inférieur.

Quoique cette opération m'ait réussi par le procédé que je viens de décrire, je ne l'entreprendrai plus à cause des grandes difficultés à vaincre. L'opération eut été pratiquée plus facilement avec la machine, surtout, parce qu'il eût été très-aisé d'appliquer la pelote.

SEPTIÈME OBSERVATION.

Par le chirurgien Rapp, de Schwenningen, grand-bailliage de Kirchheim.

La nommée Crescentia, fille du meunier Riegger, de Villingen (grand-duché de Bade), laquelle était âgée de onze ans, ayant le tempérament fort et sain, a eu le malheur de se casser transversalement le haut de la cuisse dans sa partie moyenne. La fracture a été traitée avec une si grande mal-adresse par le chirurgien de l'endroit que la jambe, au bout de quatre semaines, a été considérablement courbée et raccourcie de trois pouces.

Dans la cinquième semaine, l'os a été, par moi, rompu avec les mains, et à l'aide de quatre hommes qui faisaient une forte extension. Cette petite fille avait de grandes douleurs pendant l'opération, mais elles cessèrent bientôt après la réduction de l'os. Nulle extravasation de sang était visible, et la tumeur était aussi peu considérable. Après un traitement de quatre semaines, tous les signes d'une consolidation furent très-perceptibles aux yeux; la patiente fut mise sur pied, et elle pouvait très-bien marcher. La jambe ressemblait à l'autre en longueur et en forme.

HUITIÈME OBSERVATION.

Par le même.

Le fils de Marc Thomas, de Herzogweiler, âgé de douze ans, a eu le fémur, au-dessous de sa partie moyenne, fracturé obliquement, lequel, après avoir été guéri, s'est trouvé raccourci de trois pouces.

Au bout de quatre semaines, j'ai rompu le calus de la même manière que je l'ai fait dans le cas précédent, et vers la sixième semaine, le malade a été totalement rétabli.

Ces deux personnes sont maintenant grandes et propres à toute occupation. Je pourrais encore ajouter plusieurs cas semblables aux deux précédents.

---

(2) *Avec des machines.*

NEUVIÈME OBSERVATION.

Par l'éditeur.

Le nommé Jean-George Schanbacher, de Willingen, grand-bailliage de Kirchheim, âgé de vingt-six ans, jouissant dès l'enfance d'une bonne santé, d'une grandeur et d'une force médiocre, servant en qualité de domestique de paysan dans le village de Merklingen, a eu, par une chute d'une voiture, le fémur droit fracturé dans sa partie moyenne.

On dit que le chirurgien qui a soigné la réduction et le pansement, s'est servi d'atelles courtes de carton, d'une bande circulaire, etc., et que le malade était couché sur un mauvais lit.

Le patient nous assura que déjà dans la première semaine du cours du traitement, il s'était aperçu, mais sans ressentir de grandes douleurs, que le membre avait une petite courbure et un raccourcissement; et au bout de huit semaines, lorsque le chirurgien a voulu tenter de mettre sur pied le malade, celui-ci ne pouvait pas marcher, moins encore toucher du pied malade au plancher, et cette difformité doit encore avoir grossi un peu, sitôt que le chirurgien ne s'est plus servi d'appareil.

Dans la onzième semaine, il a été conduit sur un chariot chez lui; chemin faisant, il crut s'être aperçu d'une légère mobilité à l'endroit où l'os avait été rompu; mais ce qui ne pouvait être autre chose, d'après la formation du cal, qu'une illusion des sens produite par le membre malade qui a continuellement éprouvé des secousses.

Ce malheureux, dans cette triste situation, eut recours au chirurgien Bosch qui demeurait dans le voisinage, à Schlierbach, grand-bailliage de Gœppingen, et lequel s'était déjà distingué en traitant de pareils cas; celui-ci assura à l'estropié qu'il le guérirait de manière à pouvoir de nouveau se servir de ses membres.

Cette assurance le réjouit beaucoup, mais ne

pouvant fournir de ses propres revenus aux frais de l'opération, il s'adressa au grand-bailliage pour être secouru par la caisse des pauvres; ce qui lui fut aussi accordé en cas que l'opération fût praticable.

Le docteur Eschenmayer, médecin du grand-bailliage et moi, nous avons été nommés par l'autorité pour inspecter le malade, et pour donner par écrit notre avis relatif à cette opération.

Nous trouvâmes à l'examen, qui a eu lieu le 13 octobre 1811, le fémur droit fracturé au milieu de l'os, mais presque totalement guéri et raccourci de quatre pouces deux lignes.

La courbure considérable du haut de la jambe en dehors et un peu en avant, avait beaucoup de ressemblance avec un genou dans la demi-fluxion, et l'on voyait très-bien que le fragment inférieur s'était déplacé sous le supérieur, vers le haut et vers le dehors, et qu'il s'était cicatrisé avec ce dernier. On sentait très-bien la réunion calleuse des fragmens par le milieu des muscles, laquelle avait l'épaisseur d'un poing d'homme. Le haut et le bas de la cuisse ne furent pas encore délivrés d'un œdème qui s'était formé pendant le traitement de l'os fracturé; la jointure du genou a été moitié roide, et le patient se trouvait presque dans l'impossibilité de mettre en mouvement toute l'extrémité du membre malade, mais particulièrement en avant et en arrière ; si, par exemple, il voulait se coucher, il se plaçait sur le bord du lit, et soulevait des deux mains le membre courbé.

Les mouvemens en divers sens que j'ai tenté de faire avec le membre, ne décélaient à l'endroit, où la solution de continuité dans l'os s'était opérée, ni le moindre relâchement ou ni la moindre mobilité ; et je m'aperçus seulement d'un bruit léger ; après avoir posé transversalement mon avant-bras gauche sur le côté postérieur du haut de la cuisse au-dessous de l'endroit fracturé, et après avoir fait faire au haut de la jambe, que je tenais avec la main droite au genou, des mouvemens en avant et en arrière ; sur quoi le malade se plaignit de douleurs aiguës à l'extrémité inférieure du fragment supérieur.

Ce n'est qu'en admettant un froissement des muscles cruraux (*Musc. rect. et vast. extern. femor.*) qui étaient fort tendus, contre le cal, que l'on peut s'expliquer cette douleur et ce bruit léger. (Schnappen.)

Dans de pareilles circonstances, et seize semaines après que ce malheur avait eu lieu, nous ne trouvâmes pas pour bon que l'on procedât à l'opération ; nous la jugeâmes même impossible et très-dangereuse à cause de la grande force qu'il eût fallu employer pour faire la rupture du cal.

Toutes les représentations que nous fîmes à ce

sujet au malade furent inutiles; sa résolution était inébranlable, et avant que nous eussions pu envoyer notre avis au grand bailliage, il avait déjà fait demander par un exprès, avec des instances réitérées, à l'autorité la permission de procéder sans délai, et au péril de sa propre vie, à ladite opération.

Comme nous ne pouvions pas, dans un si court espace de temps, nous procurer de plus près des renseignemens relatifs au procédé technique du chirurgien Bosch, et n'ayant pas eu de preuves contre les opérations qu'il nous a assuré avoir faites avec le plus grand succès, la demande fut accordée à ce pauvre malheureux, et l'opération a encore eu lieu le même jour (le 14 octobre 1811) en présence de plusieurs personnes. Il se servit de la machine qui est représentée fig. 1; elle était fabriquée de planchettes sèches de hêtre de l'épaisseur de huit lignes à peu près, et voici la maniére dont il s'y prit :

Cet individu, ayant été couché sur une table étroite avec les supports nécessaires, le chirurgien Bosch enveloppa le haut de la cuisse d'une touaille longue et mince, et la lia par une corde à son côté extérieur, près du tronc; alors il appliqua la machine au membre, et la fit passer jusqu'à la partie où la convexité du cal était la plus forte, de sorte que le fémur a été couché entre les vis à bois, lesquelles cependant elle ne touchait point immédiatement; c'est dans cette position qu'elle a été maintenue par un aide; la planchette supérieure a été dirigée vers la partie extérieure, l'inférieure vers la partie intérieure de la jambe.

Il fit passer alors entre la partie convexe du haut de la cuisse, et entre la planchette supérieure, une bande roulée d'une longueur de huit à neuf aunes et de trois doigts de largeur, de sorte qu'une des faces unies de celle-ci s'est trouvée tournée vers le haut de la jambe, et l'autre vers la planchette.

Ayant alors donné une situation égale aux deux écrous, il les tourna pour assurer davantage la machine, et tandis qu'un aide robuste, qui avait été placé derrière la tête du malade, tenait celui-ci par-dessus les bras, deux aides firent l'extension du genou et du bas de la cuisse, deux autres firent la contre-extension par degré, en tirant à la touaille qui avait été nouée à la cuisse, tandis que le sieur Bosch tourna tout à coup, et en même temps, les écrous, jusqu'à ce que le malade déclarât, d'après l'instruction qu'il avait eue avant l'opération, qu'il ressentait des douleurs dans le lieu fracturé.

Avant qu'il en ressentît, il fallut, avec beaucoup de force, fermer à vis la machine.

Ce fut alors qu'il fit faire une plus forte extension par les aides, et ferma à vis plus lentement, jusqu'à ce qu'on entendît distinctement une crépitation.

La machine et la touaille ayant été enlevées du haut de la jambe, le sieur Bosch a, par deux aides, fait soulever le membre par degré, puis avec plus de force vers le haut contre le tronc, tandis qu'il pressait encore avec plus de violence en arrière sur le côté antérieur de la cuisse à la région de la fracture, jusqu'à ce qu'il se fit entendre de nouveau un bruit sourd dans l'os.

A ce procédé, le malade se plaignit de douleurs fort aiguës. On s'aperçut déjà alors d'une petite mobilité à la moitié inférieure de la jambe.

Le chirurgien appliqua dès-lors la touaille (de la manière que nous l'avons déjà décrit plus haut) à la région de la fracture, et, placé au côté externe du malade, il saisit de la main gauche la cuisse en dedans au-dessus de la fracture, et de la main droite en dehors au-dessus du genou, et tâcha par des mouvemens semblables à ceux du levier, tandis qu'un autre aide tirait fort en dehors la touaille, de rompre totalement l'os du fémur; ce qui lui réussit aussi, en présence de plusieurs personnes, et la rupture fut accompagnée d'une crépitation très-distincte.

Après qu'on eût enlevé la touaille, la moitié

inférieure de l'os de la cuisse put être mise en mouvement par les mains, et sans la moindre difficulté, en dedans et en dehors, et l'on entendit très-bien la crépitation.

A l'examen du membre rompu, il n'y avait pas de lésions des parties molles, point d'extravasation de sang, etc., et l'on ne sentait en nul endroit des os saillans, et je me convainquis parfaitement que la nouvelle rupture s'était faite au milieu du cal; et après quelques extensions du membre, on sentait moins ce cal qu'avant la fracture. Le procédé que je viens de décrire ici dura à peu près dix minutes, et si l'opération ne s'est point passée, comme il est facile à présumer, sans des douleurs cuisantes et sans des cris réitérés du malade, elle a cependant été plutôt terminée que tout homme, auquel elle eût été inconnue, vu le durcissement du cal, se le serait représenté.

Le patient qui était toujours resté persévérant pendant l'opération, montra beaucoup de joie de la réussite de cette opération, et, au grand étonnement de tous ceux qui furent présens, il ne se plaignit encore que de douleurs très-légères; elles me semblèrent aussi avoir été provoquées, pendant qu'on faisait la rupture de l'os, plus par la forte extension du membre que par la pression.

L'extension et la contre-extension ayant été suffisamment faites pour la réduction et le prolongement du membre, le chirurgien Bosch s'est chargé de faire la coaptition des fragmens de l'os fracturé, en exerçant avec les mains des pressions de dehors en dedans, et en partie de devant en arrière.

L'appareil fut composé d'une bande circulaire de trois travers de doigt de largeur, de quelques compresses, d'atelles construites en bois de bouleau de cinq à six pouces de longueur et d'un fanon.

On coucha le membre malade horizontalement sur un paillaisson de balle d'avoine. Il se trouva raccourci d'un pouce et de deux lignes de plus que le membre non lésé.

Avant l'application du premier bandage, de même au renouvellement des autres, la bande et les compresses furent imprégnées d'une décoction de l'herbe de tussilage, faite avec de bon vin et mêlée avec de l'extrait de Saturne; mais dans l'intervalle tout l'appareil a été conservé à sec.

Au bout de dix jours, le pansement a été renouvelé sans ma présence; pendant ce temps, le malade ne ressentait point des douleurs proprement dites, mais seulement des picotemens fugitifs dans la cuisse; le sommeil et l'appétit étaient dans un très-bon état. Le pansement a été renouvelé tous les dix jours, et dans la cinquième et la sixième semaine, la consolidation des extrémités de la fracture ne pouvait plus être méconnue. Onze semaines après l'opération, l'appareil a été levé, et le malade mis sur pied.

Le membre guéri se trouvait encore à la vérité raccourci de deux pouces, trois lignes plus que l'autre, mais bien mieux formé qu'auparavant, et n'était courbé qu'un peu en dehors et en devant; on sentait bien moins le cal qui était lisse et parfaitement solide; le genou fut moitié roide.

Le fémur rompu de nouveau, gagna en conséquence en longueur un pouce neuf lignes: l'individu en fut très-content; il se fit faire un soulier à haut talon, marchait d'abord avec le secours de béquilles, puis il se servait d'un bâton, et après que la roideur de la jointure du genou a été enlevée par l'usage d'onguens émolliens et de quelques bains chauds, il marchait aussi vîte qu'auparavant, et sans bâton quoiqu'en boitant un peu. Il peut maintenant vaquer à toutes les affaires qu'on rencontre dans l'état de paysan, et n'est de cette manière plus forcé de trainer une vie malheureuse et de vivre d'aumône.

DIXIÈME OBSERVATION.

Par l'éditeur.

Le paysan nommé André Rau, de Hattenhoffen, grand-bailliage de Gœppingue, âgé de trentre-cinq ans, d'un tempérament fort, et jouissant dès sa jeunesse d'une très-bonne santé, eut, par un bœuf, le tibia fracturé obliquement le 14 juillet 1817, à trois pouces et demi au-dessus de la malléole; et la réduction en a été faite sur le champ par un chirurgien de village. Il se servit, pour le pansement de cette fracture, de quelques compresses, d'une bande circulaire et de quelques atelles d'échandole, à peine d'une longueur de trois pouces et demi et d'un fanon; l'appareil fut humecté avec de l'eau de Goulard. Le malade était couché sur un lit de plume.

Dans les sept premiers jours, il ressentait peu de douleurs, et elles n'augmentèrent que jusqu'à ce que l'extrémité supérieure du fragment inférieur se fût, en partie par la conduite impatiente et l'humeur inquiète du malade, déplacé obliquement en dedans et vers le haut, et que la tête de l'extrémité inférieure du fragment supérieur eût percé les parties extérieures à la face intérieure du fragment, et formé de cette manière un petit abcès.

Quinze jours après la fracture, on fit encore venir un autre chirurgien, et l'on procéda de nouveau à la réduction des os, mais toutes les tentatives furent vaines, et comme le malade ne pouvait plus supporter les bandages à cause de l'état d'irritation dans lequel se trouvaient les parties voisines, le membre a été simplement enfermé dans le fanon, et l'abcès pansé avec des onguents digestifs.

Les suites de ce procédé furent, outre des douleurs très-vives, une difformité que je décrirai tout-à-l'heure, et presqu'une entière impossibilité de se servir du membre.

Pendant les seize semaines que le malade tint le lit, il avait non-seulement fort maigri, mais le haut et le bas de la cuisse furent sensiblement desséchés et raccourcis d'un bon pouce.

Les deux tiers inférieurs de la face extérieure et encore plus de la face antérieure de la jambe furent applatis et concaves, et la crête du tibia (*spina tibia*), ne fut plus visible; seulement elle était encore en partie perceptible, quand on faisait sur elle des pressions avec les doigts. Le tibia fut courbé en dedans; il forma dans la région où la solution de continuité avait lieu, une saillie, fort inégale, et à l'endroit, où pendant le cours du traitement, les esquilles s'étaient exfoliées, il en forma une autre semblable à un angle obtus, de la grosseur et de la forme d'un œuf de poule coupé transversalement; il était impossible d'y remarquer la moindre mobilité.

La cicatrice produite par la plaie, était entièrement tendre et de la grandeur d'une pièce de douze kreutzer (comme une pièce de vingt sous à peu près.)

En saisissant l'os à ladite éminence, de manière que le pouce fût appliqué à la face antérieure, l'index et le doigt du milieu à la face postérieure du membre malade, on trouvait un espace extraordinaire entre le tibia et le péroné, et l'on pouvait comprimer les parties musculeuses qui se trouvaient entre les deux os, de telle sorte que les bouts des doigts se rapprochaient jusqu'à un demi pouce.

On n'apercevait pas facilement au cal des irrégularités ou des inégalités, et cependant le malade avait dans cette région les plus grandes douleurs qui s'étendaient par toute la jambe, et tous les mouvemens du membre, si, par exemple, il était seulement obligé de tousser ou d'éternuer, augmentaient les douleurs; elles devenaient aussi plus fortes, quand le pied était appuyé sur le talon; c'est pourquoi le malade plaçait, pour avoir quelque soulagement, un coussinet immédiatement sous la région de l'os fracturé.

On ne découvrit point au péroné de cal, qui

eût été comme un signe de la fracture, et lequel eut été facile à découvrir à cause de la grande maigreur du membre; mais il (le péroné) avait une direction un peu oblique, et son extrémité inférieure faisait une forte saillie en dehors. Peut-être ce péroné était-il déjà un peu luxé à la fracture du tibia, ou le fût-il seulement pendant le traitement de la cure; toutefois, la direction et l'action des muscles ont du subir un changement, et les incommodités ont dû être augmentées.

On s'aperçut que la mobilité de la jointure du pied avait été diminuée, et que le tendon d'Achille avait été un peu raccourci.

Quand le malade se tenait debout ou qu'il marchait, ce qui ne pouvait se faire qu'avec le secours d'un bâton, et au milieu de grandes douleurs, le malade étant d'ailleurs bientôt fatigué, la jointure dans la demi-flexion se tournait en dedans; le pied du devant en dehors, et ce dernier ne touchait ordinairement au plancher qu'avec le premier et le second doigt du pied; et s'il voulait s'appuyer sur le pied, il était obligé de plier son corps en arrière et sur les côtés; mais il ne pouvait rester long-temps dans cette situation.

Déjà au bout de dix semaines, le malade s'était adressé au chirurgien Bosch, de Schlierbach, pour le prier de vouloir bien procéder à la rupture du cal; mais celui-ci, craignant qu'en rompant le tibia, le péroné ne cassa aussi, lui conseilla de faire usage des bains souffrés de Boll ou des bains chauds de Willbad, qui ne peuvent être que très-salutaires aux contractions des membres.

Mais le malade désespérant par tout autre remède de recouvrer l'usage de son membre, demanda instamment à être opéré; ce qui lui fut accordé, et le 5 novembre 1817, seize semaines après que le malheur fut arrivé, nous procédâmes à l'opération; sans nous être servis auparavant de quelques bains ou de quelques remèdes émolliens.

Le patient fut placé sur une table étroite, et tenu par un homme robuste qui était debout derrière lui.

Comme dans le cas décrit précédemment, la machine garnie de longuettes et de compresses, fut appliquée de telle sorte que la planchette supérieure, qui était la plus rapprochée des écrous, fût dirigée vers le coté convexe, et la planchette inférieure vers le côté concave de la fracture; cependant en passant la bande roulée entre la machine et la cal, on fit attention que la pression de la machine agît plutot sur le côté que directement sur le lieu même du cal, pour ménager les parties délicates qui le couvraient, et en même temps, pour éviter la rupture du péroné, le vide qui se trouvait entre la concavité de la jambe et la planchette inférieure, fut rempli de vieille toile, et de cette manière avait eu lieu une petite réaction.

En maintenant ferme la machine dans la direction que je viens de dire, l'extension fut faite par deux aides, moyennant un lacs appliqué à la jointure du pied, et la contre-extension par un autre aide, seulement avec les mains, d'abord sous la jointure du genou, puis elle a été graduée jusqu'au point que le malade ressentit des douleurs.

Alors les écrous ont été rapidement tournés, jusqu'à ce que le malade se plaignît de douleurs fort vives à l'endroit de l'os fracturé; puis on ferma à vis plus lentement; après quelques minutes, on entendit une crépitation dans le tibia, et l'on y remarqua aussi quelques relâchemens.

Après que la machine fut levée, le sieur Bosch saisit la jambe immédiatement au-dessus de la fracture, de telle manière que ses deux pouces se trouvèrent en avant, le plat des mains et les autres doigts de côté et en arrière; et tandis que les aides soulevaient peu à peu la partie inférieure du membre, il pressait avec ses deux pouces en arrière; on entendit aussitôt une seconde crépitation; la mobilité était plus distincte, et quelques rapprochemens des extrémités de la fracture vers le péroné furent très-visibles.

5

Tandis que Bosch fit la réduction des os avec les deux pouces posés sur l'éminence du tibia, j'ai soutenu par une main le péroné, et les deux os s'étaient déjà tellement rapprochés que l'espace qu'il y avait auparavant entre eux, et la saillie que faisait le tibia, avait presque totalement disparu. A la région de la fracture, il y avait une excoriation de la grandeur d'une pièce de six kreutzer (un peu moins grande qu'une pièce de quinze sous), sur laquelle on avait mis une compresse imprégnée d'essence de myrrhe; et les bandages dont on se servit, ont été, comme nous l'avons déjà dit dans la septième observation, humectés par une décoction d'herbes de tussilage, etc.

Le malade a été couché sur un paillasson rempli de paille hachée, et la jambe placée sur un sachet de balle d'avoine.

Si l'opération a duré un quart-d'heure, ce fut à cause du grand ménagement qu'il fallait avoir pour le péroné; c'est ce qui nous a fait perdre beaucoup de temps. Le patient, à cause du succès dont l'opération a été couronnée, oublia bientôt les douleurs qu'il avait eu à souffrir, et s'entretint très-gaîment avec les personnes qui furent présentes, et à nous, il nous serra les mains, nous témoignant une reconnaissance sans bornes.

La nuit suivante, il dormit presque toujours bien; nous lui administrâmes de l'opium avant l'opération. Au réveil il ne ressentit que de légers picotemens qui lui vinrent déjà plus rarement après vingt-quatre heures, et d'après les assurances qu'il nous fit, les douleurs actuelles ne pourront jamais être comparées à celles qu'il ressentait avant l'opération.

Au renouvellement du pansement qui eut lieu le troisième jour, on remarquait à peine quelque gonflement, et il n'y avait ni inflammation, ni accidens fébriles. Sur le lieu où l'excoriation avait eu lieu, fut appliquée une charpie très-épaisse, imprégnée d'essence de myrrhe, pour faire en même temps quelques réactions sur les extrémités de la fracture.

Dans les quinze premiers jours, le malade a été pansé tous les trois jours de la manière que je viens de décrire, et dans la suite tous les cinq ou six jours. L'excoriation marchait à grands pas vers la guérison; les douleurs avaient disparu; le patient dormait bien et avait beaucoup d'appétit, et l'espoir d'une heureuse cure le rétablit bientôt.

Au bout de onze semaines, le malade, avec le secours d'un bâton, se promenait dans sa maison, et après treize semaines, il marchait dans la rue.

Pendant tout le cours du traitement, il n'a point pris de médecines, rarement un verre de vin, et il se nourrissait en campagnard.

L'ayant revu au mois de mars 1818, je ne m'étonnai pas peu de sa bonne mine et de la bonne santé dont il jouissait. Il me raconta avec grand plaisir qu'il était en état de soigner tous ses champs, lesquels il aurait été obligé de vendre dans sa malheureuse situation, parce que, disait-il, les revenus auraient été trop médiocres pour payer un domestique; qu'il ne ressentait plus que quelque faiblesse dans la jambe, qui cependant le fatiguait bientôt.

La jambe et la cuisse gauche différaient peu, quant à la grosseur et à la forme de la jambe et de la cuisse non lésées; elles étaient aussi d'égale longueur; on remarquait seulement une petite inégalité à l'endroit de la fracture.

Le tendon d'Achille s'était prolongé, et la jointure du pied jouait librement; de sorte qu'il pouvait parfaitement bien appuyer à terre la plante du pied.

Outre les cas que je viens de décrire, et que j'ai observés moi-même, le chirurgien Bosch avait déjà plusieurs fois auparavant fait cette opération différemment; il a eu la complaisance de me faire part des sept descriptions suivantes.

ONZIÈME OBSERVATION.

Le nommé Jean-Jacques Humel, paysan de Dornsteten sur l'Alp, grand-baillage d'Urach, âgé de trente-trois ans, d'un tempérament fort et robuste, eut le fémur droit fracturé, à trois travers de doigt de largeur sous le trochanter.

Après le cours du traitement, le membre se trouva raccourci de neuf pouces deux lignes; ce qui provenait surtout de la forte courbure en dehors que faisait la cuisse, et en partie aussi de la flexion de la jointure du genou, parce que le patient n'avait pas un moment de tranquillité, lorsque le membre rompu n'était pas courbé sur le membre non lésé.

Au bout de vingt-six semaines, le malade demanda que je le visitasse. A mon examen, je trouvai que le membre entier était desséché jusqu'au pied de devant, et l'os soudé par un cal volumineux et très-dur.

Cet homme marchait avec le secours de deux béquilles. Je lui assurai qu'on pouvait encore remédier à ce mal; il consentit à tout, et l'opération fut exécutée dans trois jours moyennant la machine dont je me sers ordinairement. Le forestier Rœmy fit conduire le malade chez moi, et après que l'appareil fût apprêté, la jambe fut rompue en peu de minutes.

Après la réduction, le malade ne ressentait pas les moindres douleurs, et le membre avait la même longueur que le membre sain.

Pour qu'il ne se formât point de nouvelle courbure, je me servis, pour le pansement, d'atelles creuses, qui furent très-bien attachées à une ceinture qui passait autour des hanches du malade.

Pendant la guérison, le membre reprit peu à peu la grosseur qu'il avait auparavant, et, après la cure, le membre ne se trouvait raccourci que d'un pouce et demi ; ce qui provenait d'une courbure de l'os en dehors sous le grand trochanter.

Au bout de huit jours le malade fut tourmenté d'une forte colique, à cause de la trop grande quantité de fruits qu'il avait mangés; mais on la fit bientôt disparaître moyennant quelques lavemens et un purgatif; pendant toute la cure il ne se manifesta aucun autre accident fâcheux.

Au bout de dix-huit semaines, le malade marchait sans le secours de béquilles ou de bâton. Il vit encore, vaque à ses affaires, et est venu me voir, par reconnaissance, trois ou quatre fois pendant vingt ans.

DOUZIÈME OBSERVATION.

Le nommé Zimmermann Bulling, d'Unterhutt, grand-bailliage de Gœppingue, âgé de quarante-huit ans, eut le bras fracturé à un travers de main de largeur au-dessus de la jointure du coude. La guérison fut suivie d'une si grande difformité que cet individn fut forcé de renoncer à son métier.

Au bout de six mois, je fis la rupture du cal, et à la fin de douze semaines, il fut si bien rétabli qu'il put de nouveau reprendre son métier.

TREIZIÈME OBSERVATION.

Le garçon-voiturier Kutteruf, de Manoldsweiller, grand-bailliage de Schorndorff, âgé de vingt ans, eut le tibia fracassé de la largeur d'une main au-dessus de la jointure du pied, et le péroné avait été rompu sans complication au même endroit, par un tonnelet rempli de minérai qui lui était tombé, vingt-six ans auparavant, sur la jambe droite, et qui lui avait froissé et déchiré les parties molles.

Je fus mandé pour voir le malade après treize semaines; la courbure de la jambe était si considérable en dehors, que lorsqu'on rapprochait les deux genoux, le pied malade dépassait obliquement de beaucoup le pied sain.

Le membre était en outre très-enflé, avait plusieurs cavités et beaucoup de fungus.

En sondant avec le doigt, je remarquai des esquilles, et j'en fis sortir douze grandes et douze petites. Déjà auparavant on devait en avoir sorti quelques-unes.

Je remarquai ensuite que les deux fragmens avaient beaucoup d'irrégularités.

Après que les cavités furent débarrassées du sang, etc. par les injections, on vit que les artères faisaient des pulsations.

Le péroné déjà bien consolidé, fut tourné en dehors. Le fragment supérieur de la fracture s'élevait beaucoup au-dessus de l'inférieur. Des douleurs continues, une forte suppuration, la fièvre, le manque d'appétit, l'insomnie, avaient tellement amaigri ce malheureux que l'on craignait beaucoup pour ses jours, et l'on regardait l'amputation comme le seul remède.

En arrivant auprès du malade, je trouvai feu Nuber, chirurgien du grand-bailliage de Schorndorff, qui était sur le point de procéder à l'opération avec les aides qu'il avait fait venir à ce dessein; mais moi, ne voulant pas y consentir et assurant au malade, et à tous ceux qui étaient présens, qu'il recouvrirait en dix-huit semaines l'usage entier de son membre, l'amputation fut interdite. Je rompis alors l'os de la même manière que j'avais fait auparavant, et j'en fis la réduction; sur quoi le malade dormit déjà bien la première nuit. Les douleurs et la fièvre cessèrent, l'appétit revint au patient, le pied devint droit, mais raccourci d'un pouce.

La substance du tibia avait été perdue; une grande partie en fut remplacée par la formation d'un nouvel os.

Vingt semaines après l'opération, cet homme vaqua à ses affaires, et il vit encore.

Dans les commencemens, j'appliquai au malade la bande à dix-huit chefs, et dans la suite je pansai ce jeune homme de la même manière que celui de Hattendorff. (Voy. la dixième observation.)

Pendant le cours du traitement, le malade n'a pas pris médecine; ce n'est qu'après l'opération qu'on lui a administré quelques rafraichissans.

QUATORZIÈME OBSERVATION.

Un enfant de Rosswalden, grand-bailliage de Kirchheim, eut, probablement pendant l'accouchement, le bras gauche fracturé dans son milieu ; ce membre fut, après la guérison, considérablement courbé en dehors.

Dans la dixième semaine, je fis la rupture du cal, et l'enfant fut totalement rétabli quatre semaines après.

QUINZIÈME OBSERVATION.

Léonard Mausnest, de Halzhausen, grand-bailliage de Gœppingue, âgé de dix-huit ans, s'était, il y a à peu près dix-neuf ans, cassé transversalement le fémur gauche, à trois travers de doigt de largeur au-dessus de la jointure du genou. Cette fracture avait été très-bien guérie.

Une autre fracture que le malade avait à la même jambe, à une petite main de largeur au-dessous du grand trochanter, présentait après la guérison une si grande courbure vers le fémur droit, qu'il ne pouvait jamais se servir de ce membre pour marcher.

Au bout de vingt semaines, je procédai à l'opération et à la réduction, et le membre recouvra toute sa longueur, de sorte que quand il marche, on ne s'en aperçoit plus.

P. S. On ne se servit point, avant l'opération, de remèdes émolliens, ni de bains quelconques pour tous les malades dont on vient de parler, et je ne sache pas qu'il y ait eu des suites fâcheuses ni des accidens funestes. On ne fit plus usage de remèdes internes, excepté pour un seul (Voy. la onzième observation), et la rupture du cal a été faite à tous les individus moyennant la machine.

Voici ce que me dit le sieur Bosch, au sujet de la découverte consistant à faire la rupture artificielle du cal.

Dans les années 1782 et 83, j'étais âgé de dix-neuf ans, et je demeurais à Augsbourg, chez un chirurgien nommé Hoffmann; outre quelques petites affaires de chirurgie que j'avais à soigner, je m'appliquais aussi à faire des machines et différentes sortes de bandages.

C'est aussi là que je trouvai une vieille machine en fer, qui doit avoir servi dans le temps à faire de pareilles opérations; mais qui n'ont point été couronnées du succès que l'on en avait attendu. Cette machine provenait d'un nommé Teutsch, prédécesseur du sieur Hoffmann.

D'après le sieur Bosch, cette machine, n'aurait pu être appliquée sans courir grand risque d'empirer le mal, parce qu'elle était trop compliquée; il travailla dès-lors nuit et jour à la simplifier, et en 1783, une occasion s'étant présentée de faire avec cette machine des tentatives que lui et le sieur Hoffmann n'avaient encore jamais faites, elles furent couronnées du plus heureux succès, comme on va le voir.

SEIZIÈME OBSERVATION.

Un voiturier riche, de Lechhausen, à une lieue d'Augsbourg, à qui un cheval avait cassé latéralement le fémur dans sa partie moyenne, avait été si mal traité, que la guérison fut suivie d'un raccourcissement de trois pouces et demi, et la jambe présenta une courbure en dehors si considérable que le malade fut obligé de marcher avec le secours de deux béquilles, et forcé de renoncer à son métier de voiturier.

Vingt-huit semaines s'étaient déjà écoulées depuis que la fraction de l'os avait eu lieu.

Ayant promis au malade de le rétablir au point que vers la dix-huitième semaine, il pourrait marcher sans le secours de béquilles et de bâton, il se soumit à l'opération, à condition qu'elle ne durerait pas plus d'une minute après l'application de la machine.

Mais quoique l'opération dura trois minutes entières, le malade ne nous fit point de reproches, parce que le membre, après la réduction et le pansement, se trouva dans sa situation ordinaire, et les douleurs avaient déjà beaucoup diminué.

Dans la quinzième semaine, on mit le malade sur pied, le membre avait sa longueur requise, mais le patient étant encore bien faible, on lui fit encore garder le lit pendant trois semaines.

DIX-SEPTIÈME OBSERVATION.

Après cette heureuse cure, il (Bosch) apprit que le fils d'un aubergiste, de Friedberg, près d'Augsbourg, ayant eu le tibia et le péroné fracturés, avait été mal traité, de façon que les os étaient raccourcis et courbés en dedans. Muni d'un bon certificat dudit voiturier, il se présenta chez ce malheureux jeune homme, et le persuada de se faire opérer avec la même machine.

L'opération fut couronnée d'un entier succès; quatre semaines après, il quitta Augsbourg, le membre ayant la même longueur que celui qui n'avait pas été affecté.

Outre ces deux opérations, Bosch dit en avoir fait encore plusieurs qui furent suivies d'un très-bon succès, mais que jamais il n'a voulu rendre public son procédé, jusqu'à ce que j'eusse l'occasion d'assister à une opération qui fut faite sur un homme de Wellingen. (Voy. la 9e observation).

DIX-HUITIÈME OBSERVATION.

Ce fut à la même époque, où l'opération de Hettenhoffen avait eu lieu, (Voy. pag. 58) que le chirurgien Bosch me montra un taureau de trois ans, qui avait été acheté pour l'engrais, au mois de juin 1817, lequel avait eu, par une chute, l'extrémité antérieure gauche fracturée, trois pouces et demi au-dessous de la jointure du genou. La réduction et le pansement furent faits par un maréchal-ferrant, mais après la guérison, le membre présentait une courbure considérable en dehors, et l'animal ne marchait qu'en boitant très-fort.

Ce taureau fut assommé le 7 janvier 1818, vingt-huit semaines après la fraction de l'os, et le lendemain Bosch et moi, nous rompîmes de nouveau le membre qui avait été fracturé.

Nous trouvâmes à l'examen qu'il avait considérablement augmenté de volume et de poids, depuis la jointure du genou jusqu'au sabot, et que le pied raccourci d'un pouce et demi, avait été très-bien consolidé par le cal.

Après avoir pris la mesure du pied, pendant qu'il était encore couvert de la peau entière, sur la plus forte convexité du cal, la circonférence en était d'un pied six lignes.

La circonférence du pied droit non lésé était de sept pouces deux lignes.

La différence entre les deux était donc de trois pouces quatre lignes.

La circonférence du pied à l'extrémité inférieure du cal était de huit pouces huit lignes.

Après avoir ôté la peau et les plus forts tendons, il fut prouvé que le tendon qui se trouve au côté antérieur du pied gauche, et qui est destiné à faire l'extension de ce membre, s'était déplacé vers le côté externe; le pied gauche avait encore une circonférence de deux pouces cinq lignes; le pied droit de quatre pouces quatre lignes. La différence des deux était de cinq pouces, une ligne.

Après que l'os eût été recouvert de la peau et cousu, nous essayâmes de le rompre avec une machine forte construite à ce dessein; ce qui nous aurait aussi réussi, si le boucher n'eût coupé, par mégarde, le pied trop court, ce qui nous empêcha de bien nous servir de notre machine.

Au lieu d'elle, nous nous servîmes d'un petit cric; et voici la manière dont nous procédâmes:

Le pied fut d'abord enveloppé de toile simple pour boucher les creux et empêcher que le cric ne glissât, et après il fut mis sur deux bâtons ronds de l'épaisseur d'un pouce et demi, qui furent éloignés à peu près de six pouces l'un de l'autre, et attachés à la partie inférieure d'une poutre mise en travers. Alors nous posâmes les cornes de la verge du cric contre la partie voûtée du cal, et après avoir tourné quelquefois la manivelle, l'os se brisa au milieu du cal.

A l'endroit sur lequel les cornes avaient agi, on s'aperçut d'une petite marque dans le cal, et le périoste de ce cal avait eu en quelques endroits de petites fissures.

A l'inspection de cette nouvelle fracture, nous trouvâmes qu'elle s'était faite latéralement; les surfaces des deux fragmens étaient d'une couleur jaunâtre, et non-seulement sans esquilles, mais presqu'aussi unies que si l'on s'était servi d'une scie fine pour faire la rupture des os.

La partie extérieure, la plus grande du cal, qui avait entouré l'os dans la longueur de presque trois pouces, se trouvait, aussi bien sur la surface de la fracture que sur les petits fragmens séparés à dessein, être un tissu très-fin, celluleux et très-riche en moëlle, comme si le cal eût été formé par une cristallisation animale; ce tissu contenait aussi quelques tendons filamenteux.

La partie intérieure du cal, à peu près d'un pouce de diamètre, avait une texture solide et radicale, très-semblable à la cassure d'une belemnite (*Helminthohtus belemnites Linn.*); on y remarquait encore des lames éparses et minces, restes provenant probablement de la brisure partielle de l'os creux lors de la première opération.

Après que nous eûmes enlevé le cal qui s'était consolidé aux deux fragmens d'os, nous en trouvâmes à la vérité en quelques endroits les deux extrémités encore un peu dentées et irrégulières, mais elles étaient arrondies, et le canal médullaire était fermé par en haut vers le genou, et par en bas vers la jointure du pied, dans la longueur d'à peu près trois pouces.

Remarque. Nous remarquons encore que, pour rompre le pied non lésé, il a fallu, en se servant du même procédé, employer bien plus de force, et que, outre une esquille qui s'était formée, et qui avait presque deux pouces de longueur et quatre lignes de largeur, les deux extrémités de la fracture avaient été irrégulières et fort dentées.

La description suivante, par Hévin, s'accorde assez avec la conformation de ce cal. Il dit:

En examinant le cal, il paraît que l'os est plus poreux en cet endroit qu'en tout autre, que les fibres osseuses sont plus courtes et plus minces, et que le tissu spongieux est entièrement différent de celui des autres os.

Lorsque la matière du cal est endurcie, et a pris la consistance osseuse, on voit manifestement que cette partie de l'os a une couleur différente du reste, parce qu'elle est privée de vaisseaux sanguins. Mais en sciant un os cylindrique qui a été fracturé, on découvre que le canal de la moëlle est totalement oblitéré ou au moins fort retréci, etc.

DIX-NEUVIÈME OBSERVATION.

Par l'éditeur.

Un chevreuil, âgé de deux ans, appartenant au sieur Muller, propriétaire à Kirchheim, a eu, par un cheval, le cuissot droit fracturé transversalement à quatre travers de doigt au-dessus de l'astragale.

L'appareil appliqué après la réduction, fut inutile à cause de l'humeur turbulente de l'animal, et les fragmens prenaient une conformation tellement vicieuse en arrière qu'il semblait avoir à cet endroit un second astragale; c'est ce qui fit que l'animal boîta très-fort. Il était au reste alerte et mangeait avec beaucoup d'appétit.

Le 16 juin 1825 (quinze mois et quinze jours après la fracture), cet animal a été tué, et le propriétaire m'a autorisé à faire la rupture des os mal réduits. Je me suis servi pour cette expérience de la machine représentée à la fig. 2.

A l'inspection exacte qui eut lieu auparavant, il fut prouvé que l'extrémité droite avait un peu plus maigri que la gauche, et un cal volumineux avait si bien réuni les deux fragmens que les personnes qui furent présentes, parmi lesquelles se trouvaient le conseiller de cour Kalin, et le chirurgien Wall, d'ici, doutèrent fort de la possibilité de faire la rupture du cal.

En faisant cette opération, le membre courbe fut mis dans la machine de telle manière qu'il était couché, formant un creux avec la réunion calleuse, sur les deux compresses cylindriques (fig. 2. e. u. f.) et que la pelote de la machine (d) était dirigée vers le centre de celle-ci du côté externe du cuissot.

Les manivelles de la machine ayant été tournées quelquefois, on entendit une crépitation, espèce de bruit que l'on sait accompagner ordinairement les fractures; sur quoi elles furent sur-le-champ relachées.

A l'examen anatomique du cuissot qui eut aussitôt lieu, on ne s'aperçut d'aucune meurtrissure des muscles; on remarqua seulement une petite extravasation de sang dans la région de la fracture. Le tendon d'Achille s'était déplacé du côté postérieur du cuissot vers le côté externe du cal, et ce tendon avait, de même que les autres des muscles cruraux, adopté la direction courbée de

6*

l'os, sans avoir pris une conformation vicieuse avec ce même os.

Le périoste s'était un peu épaissi dans la périphérie du cal, et avait eu, par la nouvelle fracture, des fissures dans quelques endroits.

La courbure de l'os en arrière forma un angle obtus de cent-trente degrés.

La nouvelle rupture s'était faite transversalement par le milieu du cal : Les deux surfaces de la fracture étaient inégales et rudes.

A la face interne du fragment inférieur qui était consolidé avec le fragment supérieur, il resta pendu une lame du cal qui était de l'épaisseur d'une ligne, et qui avait la grosseur et la rondeur d'un kreutzer argenté (à peu près comme un centime).

Le cal qui s'était formé à la première fracture avait atteint la plus forte épaisseur dans son milieu ; il présenta en tout une longueur de trois travers de doigt ou de deux pouces.

La plus forte périphérie du cal (immédiatement à la nouvelle rupture), était de quatre pouces et demi ; le plus long diamètre des deux faces de la fracture (de devant en arrière) d'un pouce et sept lignes, et le plus court diamètre, de sept lignes du côté externe vers le côté interne.

L'os gauche non affecté que l'on avait mesuré

au même endroit, avait une périphérie d'un pouce et huit lignes et le plus long diamètre de celui-ci était de six lignes; le plus court de cinq lignes: la différence qu'il y avait donc entre la périphérie des deux os, était de deux pouces sept lignes, et celle du plus long diamètre d'un pouce et une ligne, et la périphérie du plus court de deux lignes.

L'os courbé était en général, presque dans toute sa longueur, un peu plus fort que celui du côté opposé, et l'on voyait très-distinctement que la moitié du fragment supérieur avait été, par le coup, fendue dans sa longueur.

En perforant les deux fragmens, il fut prouvé que l'os moëlleux était totalement fermé par une masse osseuse de trois à quatre lignes.

VINGTIÈME OBSERVATION.

Par l'éditeur.

La nommée Anne-Marg. Krometh, âgée de quatre-vingt-un ans, personne astmathique et toujours mal nourrie, de longue stature et fort membrue, fut jetée par une voiture dans un fossé, le 18 janvier 1820; elle se cassa l'os gauche du bras, trois pouces à peu près sous l'extrémité supérieure de celui-ci.

La rupture fut plus oblique que transversale et le bras fut meurtri en plusieurs endroits.

Malgré le grand âge de cette personne, la cure fit de si grands progrès qu'au bout de six semaines la malade put très-bien se servir de son membre.

Cette personne est morte d'une péripneumonie, huit semaines après que ce malheur lui était arrivé.

Après sa mort, l'os du bras qui avait été rompu, fut détaché de la jointure de l'épaule par le chirurgien Wall qui l'avait traitée, et après avoir enlevé la chair qui couvrait l'os, il me l'apporta.

La fracture était parfaitement bien guérie; elle était consolidée orbiculairement par un cal inégal et irrégulier en quelques endroits; ce cal avait un pouce et demi de longueur; l'épaisseur dans sa partie moyenne était de deux lignes; mais il était plus mince aux deux extrémités. Dans toute la circonférence du cal, le périoste s'était assez épaissi.

Pour rompre de nouveau l'os, nous le posâmes transversalement sur deux bâtons, éloignés l'un de l'autre d'un demi pouce, et moi j'appuyai avec force sur le milieu du cal un bâton rond et oval que je tenais des deux mains; sur quoi l'os se rompit.

La surface des deux fragmens était inégale et tant soit peu dentée en quelques endroits; le cal était un peu poreux et d'une couleur rougeâtre, et la substance du cal réunissait aussi quelques lamelles osseuses, mais très-minces. L'os creux n'était point oblitéré, il était rempli de moëlle.

b. OBSERVATIONS

SUR LA RUPTURE ACCIDENTELLE DU CAL

DES OS MAL RÉDUITS.

VINGT-UNIÈME OBSERVATION.

Par le professeur Hiller, médecin du grand-bailliage d'Urach, le 9 *juin* 1818.

Hier, 8 juillet, je visitai le fils du tisserand Jean Class, de Feldstetten; il exerce aussi le métier de son père. Ce jeune homme a eu, à l'âge de deux ans, par une chute d'un banc, le fémur droit fracturé un peu au-dessous de son milieu.

Comme ce garçon était très-gros, le chirurgien ne s'aperçut pas de la fracture, et par conséquent les os n'ont point été assujétis. Mais les parens en furent bientôt convaincus par la difformité et le raccourcissement qui suivirent la guérison.

Je trouvai les deux extrémités passées l'une sur l'autre, de telle sorte que le haut de la cuisse n'était pas très-courbé, mais de beaucoup raccourci; c'est pourquoi cet enfant ne fit usage de ses pieds que dans sa quatrième année, et il ne pouvait, en boitant fort, marcher que sur les doigts du pied et sur les extrémités antérieures des os du métatarse.

Ce garçon jouissait au reste d'une bonne santé et était assez vigoureux. Comme l'on trouva dans la suite que l'os avait été réellement rompu, et que la guérison en avait été mal soignée, on consulta quelques chirurgiens; ils proposèrent tous de faire la rupture du cal; mais les parens et l'enfant n'y consentirent jamais, de peur que l'opération ne réussît point.

Agé de cinq ans, ce garçon voulant monter dans la chambre de son père, glissa du pied, et tombant en bas de l'escalier, se rompit obliquement l'os au même endroit que trois ans auparavant.

Après cette fracture qui, par hasard, eut lieu une seconde fois, le malade fut soigné par le chirurgien Schweitzer de Feldstetten; il ne se servit d'aucun appareil extenseur, et fit usage des bandages ordinaires; mais en assujettissant les os, on fut obligé de tirer avec force à la cuisse; au bout de six semaines la guérison fut si heureuse que le membre malade ressembla en tout, quant à la forme et à la longueur, au membre non affecté. Ce jeune homme a maintenant atteint sa dix-neuvième année, est très-bien portant, fort et très-musculeux.

A la cuisse, on ne remarque nulles traces d'une double fracture aux deux différens endroits de la rupture qui avait eu lieu.

VINGT-DEUXIÈME OBSERVATION.

Par le docteur de Gartner, professeur à l'université de Tubingue.

Le vigneron Hahn de Rottenbourg, âgé de vingt-sept ans, porta long-temps les armes, fit quatre campagnes, fut prisonnier de guerre en Russie, fut tourmenté de la gale qu'il avait fait passer par des onguents, et eut le malheur de se rompre les deux os du bas de la cuisse, le 20 juillet 1823. Je pris sur moi de le soigner le 3 octobre 1823, et, après un traitement de quatre-vingt-trois jours, il fut totalement rétabli. Il se cassa les deux os du même pied pour la seconde fois, et au même endroit, le 10 avril 1824, après s'en être servi pendant onze semaines comme du pied non lésé.

La cure dura 8 semaines, mais la guérison fut suivie d'un raccourcissement très-léger; l'individu marche très-bien et est apte à toute occupation.

Plus tard, je décrirai encore moi-même ce cas intéressant.

VINGT-TROISIÈME OBSERVATION.

Par le chirurgien du grand-bailliage de Schorndorff.

Le nommé Léonard Jungling, jouissant d'une bonne santé et âgé de 30 ans, vacher à Hundsholz, a eu le bas de la cuisse fracturé sous le tibia, et après la guérison, la jambe présenta une grande courbure en dehors.

Deux années plus tard, il se rompit le même os et au même endroit, et cette fracture a encore été compliquée par une grande plaie par laquelle une pièce d'os faisait saillie.

Ce n'est que le lendemain que je fus appelé auprès du malade; je fis faire à cause de l'énorme tumeur et de la sugillation, pendant quatre jours de suite, une infusion vineuse d'herbes aromatiques.

Je trouvai à l'examen ce fragment d'os mobile

et n'étant plus attaché qu'aux parties musculeuses.

Cette masse osseuse se détacha quelque temps après par la suppuration, et celle-ci avait, en faisant une partie du cal, deux pouces de longueur et un pouce et demi d'épaisseur.

Après avoir mis le pied dans une machine suspensoire, le pansement a été renouvelé tous les jours, et la jambe un peu étendue; le bandage a été, selon les circonstances, toujours un peu plus serré.

Dans la douzième semaine, le pied se trouva droit et radicalement guéri, mais raccourci de quelques lignes. Cet homme, au reste, peut supporter toutes les fatigues.

VINGT-QUATRIÈME OBSERVATION.

Par l'opérateur Bosbier de Bernloch, grand-bailliage de Munsingen.

Vers la fin du mois de mai 1798, je fus appelé auprès de la fille de l'aubergiste à *l'Aigle*. Celle-ci, âgée de quatorze ans, ayant le tempérament fort et robuste, a eu l'os gauche du péroné et du tibia rompu transversalement, à trois pouces et demi au-dessus de la malléole.

Au bout de six semaines, la malade étant entièrement guérie, le chirurgien cessa son traitement; mais le pied était raccourci de beaucoup et se pliait un peu en avant.

Après avoir examiné cette patiente, je trouvai que la différence était fort considérable entre le membre malade et le pied non affecté, et les os n'étaient pas encore bien consolidés.

Comme quelque temps auparavant j'avais déjà réussi à guérir entièrement par une forte extension, sans faire une nouvelle fracture, un enfant âgé de six ans, qui s'était trouvé dans la même situation, je résolus de faire la même tentative, en présence d'un autre chirurgien.

Mais ma surprise ne fut pas peu grande, lorsque, en faisant l'extension et la contre-extension du membre, j'entendis tout-à-coup un bruit sourd, et la malade s'écrier de toutes ses forces: Mon pied est de nouveau rompu!

Le bas de la cuisse s'était en effet fracturé dans toute la longueur du cal, et il ne me resta plus que de tenter si les os se réuniraient ou non. Encore incertain quelle en serait la suite, je remis les pièces d'os dans la situation requise pour la réunion, j'appliquai la bande à dix-huit chefs, et fis usage des remèdes nécessaires pour éviter une forte inflammation.

Elle eut lieu le lendemain matin; mais elle ne parvint jamais à un très-haut degré; au bout de cinq jours, elle avait totalement disparu, de même que les douleurs.

Au bout de dix jours, je m'aperçus déjà, et à ma grande satisfaction, que les fragmens s'étaient réunis, et je commençai, au quinzième jour, à étendre par degrés le bas de la cuisse; ce qui fut réitéré tous les deux jours, jusqu'à ce qu'il eût la longueur requise.

Vers la septième semaine, la malade était radicalement guérie, et le pied avait la même longueur que l'autre. Cette fille n'a pas, jusqu'aujourd'hui, ressenti la moindre faiblesse, ou d'autres inconvéniens quelconques dans ce membre.

VINGT-CINQUIÈME OBSERVATION.

Par le même.

En 1819, le sieur Epple, d'Œdenwaldstetten, grand-bailliage de Blaubeuren, se rompit le fémur droit au-dessus du condyle. Ce jeune homme, âgé de trente ans, fut soigné et traité par le chirurgien de l'endroit, qui le reçut en même temps dans sa maison.

Au bout de six semaines, le patient et le chirurgien vinrent me trouver, me montrèrent une lettre du grand-bailli de Munsingen, dans laquelle on me priait de visiter le malade.

A l'inspection je trouvai que le fragment supérieur ne touchait au condyle interne que d'un quart de pouce, et qu'il s'était réuni avec lui; j'ordonnai dès-lors avec sévérité au chirurgien de continuer encore, pendant quinze jours ou trois semaines, le même traitement qu'il avait employé.

Mais à peine huit jours se furent-ils écoulés, qu'un paysan vint m'apporter la nouvelle que le jeune homme en question, voulant se lever de son lit, s'était rompu derechef son pied. La chose était effectivement telle.

J'entrepris de soigner le malade, et il a été heureusement guéri au bout de sept semaines.

Ce qui est encore à remarquer, c'est que l'inflammation et le gonflement de cette nouvelle fracture étaient à peine perceptibles aux yeux, quoiqu'ils fussent tout près de la jointure du genou; la cure alla de son mieux, sans être accompagnée d'aucun accident fâcheux.

VINGT-SIXIÈME OBSERVATION.

Par l'éditeur.

Le postillon Adam Schmutz, de Feldstetten, grand bailliage de Munsingen, âgé de 31 ans, d'une stature robuste et jouissant d'une très-bonne santé, eut, par le timon d'un chariot, le fémur droit fracturé dans sa partie moyenne, le 14 juin 1825.

Le malade ne put nous indiquer si la fracture était oblique ou transversale. La réduction et le pansement furent soignés par un chirurgien du voisinage; il doit s'être servi d'atelles construites en bois.

Au renouvellement du pansement qui n'eût lieu que quinze jours après la fracture, on réitéra l'extension du membre, à cause d'une courbure qu'il présentait. A la fin de la dixième semaine, lorsque la fracture semblait être bien consolidée, on permit au malade de s'exercer à marcher, tous les jours, avec le secours de deux béquilles; ce qu'il fit aussi, et d'après lui, le membre guéri avait en ce temps là la même longueur que le pied non lésé.

Les premiers sept jours se passèrent très-bien; mais comme au huitième jour il essaya de marcher, ayant la béquille sous le bras droit, et se tenant avec la main gauche à une table, il lui prit un tournoiement de tête. Pour atteindre son lit, il fit un mouvement rapide du corps vers le côté droit, tandis que son pied droit était appuyé sur le plancher. En ce moment il entendit tout-à-coup une crépitation, et ressentit en même temps de vives douleurs à l'endroit où la fraction avait eu lieu auparavant, sur quoi il tomba par terre; l'os du fémur était rompu au même endroit où la première rupture s'était faite.

Après un traitement de dix semaines, par le même chirurgien, le malade fut rétabli; mais la guérison fut suivie d'un raccourcissement, et le pied se trouva un peu courbé. Je ne déciderai point si c'est le malade qui fut la cause de cette difformité, comme le prétend le chirurgien, ou si ce furent les atelles courtes, dont celui-ci s'était servi, qui l'ont provoquée.

C'est le 28 juin 1826, que je vis cet homme passant par Feldstetten; sa jambe est beaucoup pliée en dehors, raccourcie à peu près de trois pouces; la jointure du genou est moitié roide et il boite fort; le cal n'est, d'après le toucher, pas trop grand et est égal et lisse.

Je ne doute nullement qu'on ne pourrait, moyennant une machine, faire avec succès la rupture du cal. Mais ce malheureux ne veut point consentir à l'opération.

VINGT-SEPTIÈME OBSERVATION.

Par le chirurgien Wall de Kirchheim.

Le nommé F. R., d'ici, âgé de trente ans, jouissant d'une bonne santé, et n'ayant pas les membres bien forts, eut, le 15 avril 1812, en tombant d'une échelle, les deux os de l'avant-bras fracturés obliquement presque dans leurs parties moyennes, mais sans que la peau ait été blessée, si ce n'est qu'il y avait une légère meurtrissure; le gonflement était aussi peu considérable.

La guérison fut achevée après huit semaines; il s'était formé peu de cal au lieu fracturé. Le bras reprit sa force et sa mobilité naturelle, de sorte que le malade pouvait, déjà au printemps, jouer aux quilles comme auparavant.

Le 22 décembre de la même année, trente-six semaines après la guérison, cet homme se cassa le même bras en frappant avec violence sur le bord d'une table; la rupture oblique eut lieu dans le même endroit.

La guérison fut effectuée en neuf ou dix semaines; il s'est formé peu de cal, et l'individu se sert du bras comme auparavant.

VINGT-HUITIÈME OBSERVATION.

Par le même.

La nommée Marie Rogg, âgée de deux ans et demi, d'une constitution délicate, mais cependant très-bien portante, eut la clavicule gauche fracturée, en tombant d'une chaise, le 26 janvier

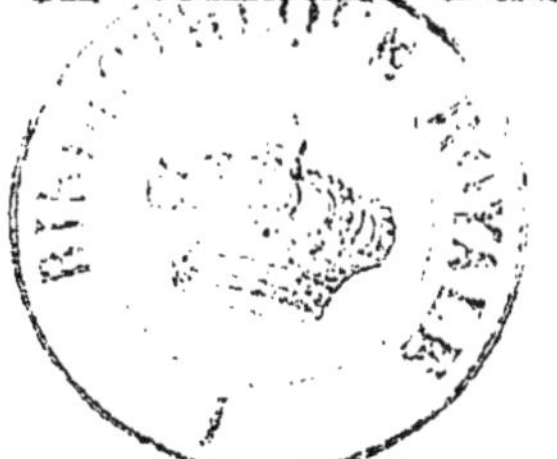

1823. La fracture fut guérie dans la quatrième semaine; les fragmens étaient passés l'un sur l'autre, et entourés d'un cal assez considérable.

Le 15 juillet 1824, dix-huit mois plus tard, le même enfant tombant d'un banc sur le côté gauche, se rompit pour la seconde fois la même clavicule et exactement au même endroit. Il ne fallut pas tout-à-fait quatre semaines entières pour la parfaite guérison de ce membre.

VINGT-NEUVIÈME OBSERVATION.

Par le même.

Jacques Bantle, de Kirchheim, âgé de 16 ans, bien portant et très-vigoureux, tomba d'un arbre, le 14 septembre 1825, et se cassa un peu obliquement le fémur droit à quatre pouces à peu près au-dessus de la jointure du genou.

Cette fracture marchait à grands pas vers la guérison; et au bout de huit semaines les os étaient très-bien consolidés, de façon que le malade put tenter de marcher.

Quatre jours après, le patient tomba sur le plancher, et une rupture se fit dans le cal même.

La réduction et la guérison se firent plus facilement que la première fois, et vers la fin du mois de février, le malade put marcher sans aucun secours.

Le cal était bien plus petit, et on ne le remarquait presque plus; le membre qui était radicalement guéri eut la même longueur que l'autre pied.

TRENTIÈME OBSERVATION.

Par le chirurgien Steinbruk de Guttenberg, grand-bailliage de Kirchheim.

L'enfant du charpentier Jacques Mukenfuss, d'ici, eut, en tombant, le 13 juin 1821, par la fenêtre dans la rue, le fémur droit fracturé obliquement. Ce garçon, âgé de quatorze mois, jouissait, depuis sa naissance, d'une santé parfaite, et ses membres étaient déjà si bien développés qu'il pouvait marcher avant la fin de sa première année.

Au bout de cinq semaines, la guérison fut suivie d'un raccourcissement d'un demi-pouce; le membre présentait une courbure en-dehors, à quoi l'impatience et la mauvaise humeur du malade avaient beaucoup contribué.

Environ un an après la guérison, cet enfant ne pouvait plus marcher qu'avec peine; il boitait toujours un peu; cependant il n'était affecté d'aucune autre maladie que de la rougeole, et il grandissait à merveille.

Le 20 juillet 1824 (trois années plus tard), il tomba d'une hauteur d'à peu près dix pieds, et il eut, pour la seconde fois, le fémur gauche fracturé. Je fus appelé sur le champ, et à l'inspection, je remarquai que la rupture du cal s'était faite obliquement à la partie où la première fraction avait eu lieu; cependant l'os avait été rompu cette fois avec quelques esquilles.

Aux deux extrémités de la rupture, particulièrement à la supérieure, on remarquait des tubérosités.

Je réduisis sur le champ les os, et je me servis de la bande circulaire et de longues atelles. L'appareil fut humecté d'eau de Goulard, et le membre fut couché horizontalement sur un paillasson rempli de paille hachée.

Dans les premiers jours, le malade était en paroxisme; mais après avoir fait usage de quelques remèdes rafraichissans, ces accès disparurent. Il ne se plaignit jamais d'aucune douleur extraordinaire.

Au renouvellement du pansement, qui a été fait le quinzième jour, je remarquai déjà quelque réunion des extrémités de la fracture, et vers la fin de la sixième semaine, le cal était solide et immobile. Dans la neuvième semaine, le malade parcourait déjà le village. Sa démarche est maintenant régulière, et il est difficile de distinguer laquelle des deux jambes a été rompue une seconde fois. Le cal est égal et lisse, et on ne le sent presque plus.

---

c. OBSERVATIONS

SUR LES COURBURES DES OS

QUI ONT PU ÊTRE RÉTABLIS PAR LA SIMPLE EXTENSION.

TRENTE-UNIÈME OBSERVATION.

Par l'éditeur.

Un postillon, nommé Dieudonné Schmidt, du grand-bailliage de Gœppingue, eut, le 9 septembre 1816, par un coup que lui donna un cheval, le fémur gauche fracturé, à un bon pouce au-dessous de sa partie moyenne. Ce jeune homme, âgé de dix-neuf ans, jouissait d'une bonne santé, et avait un tempérament fort et robuste.

Quelques minutes après, je trouvai le malheureux encore couché sur terre, et la cuisse présentait une grande courbure en dehors.

Après que le malade eût été porté dans une chambre, je découvris une rupture qui était entièrement transversale, et au côté interne de la cuisse, une forte sugillation; il y avait en outre une plaie profonde de quatre lignes, qui avait la grandeur d'une pièce de douze kreutzer (pièce de 15 sols à peu près.)

Comme les fragmens d'os n'étaient point passés l'un sur l'autre, mais qu'ils formaient seulement un angle obtus, la réduction s'en fit avec peu de difficulté.

La plaie a été pansée avec une espèce de cérat fait de cire et d'huile; on appliqua au membre rompu la bande à dix-huit-chefs, et on le coucha, en le fléchissant un peu, sur un coussinet rempli de paille hachée.

Au commencement on fit usage d'eau de Goulard, et plus tard, d'une infusion d'herbes aromatiques.

Comme dans les premiers jours, des accidens inflammatoires, tant locaux que généraux, se manifestèrent dans les extrémités, on fit une saignée, et on administra des remèdes antiphlogistiques avec de l'opium, jusqu'à ce que ces accidens funestes avaient disparu.

Quoique le malade montra toujours beaucoup d'impatience, la guérison fit tant de progrès, que la fracture fut guérie en trois semaines, et au commencement de la cinquième, on remarqua déjà la consolidation des fragmens d'os; après la neuvième semaine, le cal était petit et bien formé, et l'on ne remarquait plus la moindre souplesse dans la région de la fracture.

Ce jeune homme étant accoutumé d'aller à cheval, dès sa tendre jeunesse, les deux cuisses furent un peu pliées, et c'est pourquoi le membre guéri semblait être un peu plus long que l'autre.

Déjà dans les premiers jours, après avoir été mis sur les pieds, au lieu de se promener avec le secours de deux béquilles, cet homme marcha dans sa chambre à l'aide d'un bâton, et plus souvent que je ne le désirais.

Quinze jours étant écoulés, il quitta la chambre, et menait, contre la volonté de son maître, tous les jours les chevaux à la fontaine, les montait quelquefois, sans ressentir le moindre mal.

Ayant eu, le 17 septembre, à soigner différentes affaires, et après s'être fatigué beaucoup, il glissa, treize semaines après la fracture, du pied qui avait été rompu, sur la route qui était couverte de neige et de glace; il ressentit en même temps une vive douleur et entendit une crépitation à l'endroit où la première fracture avait eu lieu; et dès ce moment, il lui fut impossible de se traîner plus loin; c'est pourquoi il fut obligé de s'appuyer contre une haie, jusqu'à ce qu'une personne, venue à son secours, lui aidât de se traîner un peu plus loin; mais, après avoir fait à peu près vingt-cinq pas, on fut forcé de le porter chez lui.

En examinant le malade, je fus convaincu que le fémur n'était point rompu, mais il était tellement courbé en dehors, qu'il n'aurait fallu que peu de force pour en achever la rupture.

De peur qu'on ne rompit entièrement l'os par l'extension et la contre-extension, je fis faire pendant plusieurs heures, et par degrés, avec la paume de la main, une pression légère sur la forte courbure du fémur, et je réussis enfin à lui donner la même longueur et la même forme qu'au pied droit non lésé.

Après avoir été traité pendant six semaines, le malade se promena encore quelque temps avec le secours d'un bâton. Mais le cal avait tant augmenté de volume qu'on le sentait très-bien au côté externe du fémur; c'est ce qui n'empêcha cependant point cet individu de vaquer à ses affaires comme auparavant.

La jambe n'est pas raccourci, mais elle est de nouveau pliée comme avant la première fracture.

TRENTE-DEUXIÈME OBSERVATION.

Par l'éditeur.

Un petit garçon, âgé de cinq ans et demi, fils d'un bourgeois de Kirchheim, ayant une constitution assez délicate, cependant bien portant et d'un tempérament fort vif, sautant dans un vestibule, le 4 septembre 1823, glissa du pied; il plia le corps en arrière, et en tombant sur le genou droit, il se trouva assis sur la cuisse droite. Il se plaignit sur-le-champ de douleurs fort vives, et ne put se relever, encore moins marcher; on fut obligé de le porter chez lui.

Trois quarts d'heure après l'accident, j'examinai le malade, je trouvai que toute la jambe était distendue par une tumeur, et le membre était raccourci de près de trois lignes.

Quoique les symptômes essentiels manquassent, c'est-à-dire, inégalité, crépitation, déplacement ou mobilité non naturelle, dont j'eusse pu conclure qu'il y avait fraction de l'os, la concavité et le raccourcissement du membre, et surtout la manière dont le malade glissa du pied, me firent présumer que, outre la meurtrissure considérable des parties molles, il y avait encore une séparation imparfaite de l'ensemble.

Comme, en ce moment, on ne pouvait faire l'extension du membre, à cause des douleurs trop aiguës, je fis seulement usage d'eau de Goulard, et ordonnai des remèdes calmans.

Dans les premières quarante-huit heures, le malade eut des symptômes fiévreux, tressaillit souvent de frayeur pendant le sommeil, et s'éveilla plusieurs fois en se lamentant et en se plaignant de très-vives douleurs qu'il ressentait dans le membre, lesquelles étaient produites par les mouvemens convulsifs de la jambe.

Au cinquième jour, le gonflement ayant beaucoup diminué de volume, et les douleurs ayant disparu, il fut possible de procéder à l'examen des parties. En glissant les doigts le long de la cuisse à sa face antérieure, on s'aperçut que l'os faisait une saillie transversale, un peu au-dessous de sa partie moyenne, et l'on remarqua à la face postérieure du même os, une courbure en-dedans.

Quoique le raccourcissement de ce membre, en comparaison avec celui du côté non lésé, eût augmenté pendant l'intervalle, on ne s'apercevait d'aucun signe de la moindre crépitation, etc., et le malade put soulever du lit et remuer la partie malade en divers sens.

Comme le malade ne voulait pas consentir à se laisser faire l'extension du membre, comme je lui avais proposé, j'appliquai à sa cuisse un bandage convenable et un peu serré, espérant de pouvoir faire cesser par ce moyen la courbure de l'os ou du moins de la diminuer.

Le pansement fut renouvelé au huitième jour; mais toutes les représentations que nous fîmes à ce petit garçon de se tenir tranquille dans son lit étaient vaines; il remuait toujours son pied; aussi la courbure du fémur devint-elle toujours plus considérable, et bientôt le pied était raccourci d'un demi pouce; on sentait encore à la région où l'os faisait une saillie (dont nous avons fait mention plus haut), une espèce d'éminence formée par une matière gélatineuse que la sécrétion avait produite. Mais les signes d'une fracture parfaite manquaient entièrement.

Ce fut alors que les parens se convainquirent de la nécessité de donner une direction droite au membre malade. L'extension et la contre-extension qui furent faites graduellement, tandis que j'exerçais une forte pression sur la région de la fracture, furent couronnées du plus heureux succès, et le membre reprit sa longueur ordinaire.

Le malade qui poussait de hauts cris pendant cette opération, se tranquillisa bientôt après, et n'eut plus depuis les moindres accidens fâcheux. Il a été rétabli en quatre semaines, et le pied n'est point raccourci.

Depuis que ce garçon est devenu plus musculeux, on ne s'aperçoit plus du cal qui se trouvait à la face antérieure et externe de l'os. Lorsque ce jeune homme fait de longues courses, il se sent plutôt fatigué au pied droit qu'au pied gauche; alors il marche un peu en boîtant, pour ménager la jambe qui avait été fracturée.

TRENTE-TROISIÈME OBSERVATION.

Par le chirurgien Wall, de Kirchheim.

Le nommé Jean Braster, de Brucken, charpentier, âgé de quarante-huit ans, très-bien portant et d'une constitution maigre, retournant chez lui du marché de Kirchheim, fut renversé par un bœuf, et, par cette chute, il eut au mollet, les deux os de la jambe gauche fracturés transversalement.

Il a été traité depuis le 31 octobre jusqu'au 23 décembre; la guérison fut parfaite; le membre rompu devint droit, et le cal, à l'endroit de la fracture, était peu considérable.

Le malade ayant ardemment désiré d'aller chez lui (il a été traité à Kirchheim), on le lui permit, sous condition qu'il garderait le lit encore pendant trois semaines, et qu'il ne marcherait autrement qu'avec le secours de béquilles.

La première fois que je visitai le malade (c'était huit jours après), je le trouvai assis et occupé dans son atelier; le bandage, mais sans atelles, était encore appliqué au pied.

A l'examen de la fracture, je n'y remarquai aucun changement; le pied était droit; mais la masse du cal était bien plus considérable.

On appliqua un nouveau bandage avec des atelles, et l'on représenta au malade à quelles fâcheuses suites il s'exposait par son imprévoyance.

Toutes nos remontrances furent vaines, car l'ayant vu quinze jours plus tard (onze semaines après la fracture), je fus convaincu qu'il boitait légèrement, et que le pied était un peu plus raccourci que le membre non affecté.

Il n'y eut point de déplacemens aux extrémités de la fracture; mais on remarqua une forte courbure avec une masse considérable de cal; le membre se trouvait raccourci de trois quarts de pouce *.

---

* Quoique cet individu ne se soit pas soumis à l'essai de la cure par l'extension, cette observation n'en prouve pas moins la possibilité de la courbure d'un membre guéri, et par conséquent la mollesse du cal après un certain temps.

TRENTE-QUATRIÈME OBSERVATION.

Par le chirurgien Rau d'Oberleningen, grand-bailliage de Kirchheim.

Le 10 janvier 1804, un garçon âgé de six ans, fils de Jacques Rehkugler, maçon à Unterleningen, se rompit transversalement les os creux de l'avant-bras dans leurs parties moyennes.

Je soignai la réduction, pansai la fracture avec la bande circulaire, et me servis de longues atelles, etc.

Les douleurs disparurent bientôt après la réduction; le gonflement et l'inflammation furent peu considérables, et la guérison fit en général de très-grands progrès, jusques vers le milieu de la troisième semaine où le malade eut une forte altercation avec l'un de ses camarades, il se battirent même, de façon que les os qui s'étaient déjà bien consolidés, commencèrent à se plier beaucoup, et c'est pourquoi l'on fut forcé de faire une nouvelle extension pour remettre les pièces d'os dans la situation requise pour leur réunion.

Tout alla à souhait après la seconde réduction; toute la durée de la cure fut à peu près de sept semaines, et le malade fut rétabli, sans aucun désavantage pour lui.

TRENTE-CINQUIÈME OBSERVATION.

Par le même.

Le nommé André Alt, d'Oberleningen, paysan, âgé de quarante-huit ans, d'une constitution saine et robuste, eut, le 5 mars 1823, par une pièce de bois, le tibia et le péroné de la jambe droite fracturés; celui-ci un peu au-dessous de sa partie moyenne, et celui-là un peu au-dessus. Je soignai la réduction des os. Peu de jours après, il se forma à la fracture du tibia une tumeur qui passa à l'état d'inflammation et de suppuration; elle se perça d'elle-même et jeta beaucoup de pus.

Au bout de quatre semaines, la plaie fut guérie, et tout alla très-bien. Vers la huitième semaine, le malade fut rétabli, de façon qu'il pût vaquer à toutes ses affaires.

Dans le milieu de la onzième semaine, la plaie du tibia s'ouvrit de nouveau, suppura beaucoup, et le tibia se courba à l'endroit de la fracture, de sorte qu'il fallut faire une nouvelle extension. Le péroné fut courbé à un moindre degré.

On traita le membre comme la première fois, et au bout de trois semaines, la plaie fut guérie. On ne remarqua point d'exfoliation au membre affecté.

Le patient fut si bien rétabli vers la septième semaine, qu'il put vaquer à toutes ses affaires, et actuellement (au mois d'août 1824), il fait des voyages à pied de plusieurs lieues.

REMARQUE. L'éditeur fut témoin oculaire du traitement de cette fracture.

TRENTE-SIXIÈME OBSERVATION.

Par le sieur Reusser, chirurgien du grand-bailliage de Schorndorff.

Un garçon, âgé de sept ans, fils d'un vigneron de Haubersbronn, grand-bailliage de Schorndorff, eut les deux os creux du pied gauche fracturés obliquement au milieu du mollet, et il fut soigné et pansé par un chirurgien de village.

Ce garçon étant toujours fort remuant, et se plaignant continuellement de douleurs fort aiguës, je fus mandé près de lui dans la seconde semaine.

A l'examen du pied, je trouvai les os courbés en dehors, et les extrémités de la fracture étaient déjà si bien consolidées qu'il fut impossible de remettre sur-le-champ les fragmens d'os dans la situation requise pour leur réunion.

On fit alors usage, pendant six semaines consécutives, de bains tièdes et le membre fut frotté avec de la graisse; on fit ensuite l'extension et la réduction avec le plus grand succès; la guérison fut aussi très-heureuse.

TRENTE-SEPTIÈME OBSERVATION.

Par le docteur Dietrich, médecin chirurgien-praticien à Blochingen, grand-bailliage d'Esslingen.

Un petit garçon, âgé de deux ans, robuste et bien portant depuis sa naissance, fils de Daniel Hess, charron à Reichenbach, grand-bailliage de Gœppingue, tomba, le 6 mai 1826, du second étage sur le pavé, et eut, par cette chute, le fémur droit fracturé obliquement. On sentait très-bien la rupture, et la crépitation était très-distincte, quand on tournait la jambe en dedans. L'on se servit d'une bande à plusieurs chefs, d'atelles longues fabriquées de carton, et d'un faux-fanon.

Dix jours après la réduction, les deux pieds eurent la même longueur, et la guérison avait déjà fait tant de progrès qu'on s'apercevait d'une consolidation des os qui avaient été séparés par la rupture.

Ce petit garçon ne ressentant plus de douleurs,

et n'étant pas assez exactement surveillé, détacha souvent les parties extérieures du bandage, et non seulement il fit dans son lit des mouvemens en divers sens avec le pied lésé, mais dès la quatrième semaine, on le sortit du lit et on le posa près de la fenêtre. C'est dans cette position que je le trouvai le 8 juin (trente-trois jours après la fracture), et que je remarquai, à mon très-grand mécontentement, un raccourcissement du membre d'un travers de main, et après avoir enlevé l'appareil qui était déjà détaché à moitié, il fut prouvé que le fragment supérieur et inférieur formaient un angle obtus, dont l'éminence (le cal) était dirigé un peu en dehors et en avant.

Le malade fut alors couché sur le dos, et je fis faire peu à peu l'extension du membre que je saisis de la main gauche au côté externe au-dessus, et de la main droite au-dessous de la fracture, de façon que mes doigts reposaient sur le côté externe et postérieur du membre, et mes deux pouces sur la partie la plus élevée du cal; et tandis que je secondais l'extension avec les doigts de mes deux mains, j'exercais une légère pression avec mes deux pouces sur le sommet de l'angle, pour le transformer en une ligne droite; ce qui me réussit aussi dans trois ou quatre minutes, sans que nous ayons entendu aucun bruit, ni aucune crépitation à l'endroit où avait été la première fracture. Le malade se plaignit de grandes douleurs, mais il fut bientôt tranquille et calme après l'opération, et après que la jambe fut droite. Tout alla alors si bien que le petit garçon courait déjà par toute la chambre, le 20 juillet (ainsi vingt-quatre jours après avoir fait une seconde fois l'extension du membre). On ne sent presque plus le cal.

Comme dans les mémoires de chirurgie, tant anciens que modernes, il se trouve sur la rupture artificielle des os, peu de cas qui aient été décrits après la guérison, je crois que, pour terminer le chapitre, je rendrai service à mes lecteurs en passant, avec eux, en revue les plus essentiels qui me soient connus.

Guillaume de la Mauquest rapporte les quatre observations suivantes [1].

1° (364 *observ.* pag. 159.) « Au mois d'octobre 1699, je fus appelé pour visiter un jeune homme de seize ans, qui s'était cassé le fémur, il y avait huit à neuf semaines; mais étant guéri, il ne put marcher, le pied lésé se trouvant raccourci de six pouces.

« J'examinai cette fracture, qui était au bas

---

[1] *Dissertation complète de chirurgie, etc.*, 4e part., traduit du français en allemand. Nurenberg, 1763. 8.

de la cuisse; il semblait que l'os eût eu une fracture oblique dont les extrémités se croisaient, de façon qu'elles formaient une espèce de coude.

« Ce garçon étant encore jeune et fort, et le cal récent, je résolus sur-le-champ de rendre la direction droite à la jambe malade, moyennant l'extension et la contre-extension, d'autant plus que cette tentative ne pourrait jamais faire grand tort au patient.

« Je fus confirmé dans mon opinion par des expériences relatives à quelques os, qui furent rompus au même endroit, quelques mois après la guérison, et sans que le malade ait éprouvé des suites funestes par cette opération; il ne fallut même que la moitié du temps pour la guérison d'une nouvelle fracture, tandis qu'une première rupture exigeait deux fois autant de temps.

« Le malade ayant été couché sur le dos, l'extension et la contre-extension furent faites graduellement par des aides, moyennant des lacs qu'on avait appliqués, et de mon côté je rapprochai les éminences de la fracture l'une contre l'autre avec le plat de la main.

« De cette manière, et sans que le malade se plaignît beaucoup, je mis si bien les parties dans les conditions nécessaires à la réunion, que la jambe malade eut la même longueur que le pied non lésé, et un mois après il marcha sans difficulté, comme si le membre n'eût jamais été fracturé. »

2° (371ᵉ *observ.* pag. 190.) « Un homme de qualité eut le pied gauche fracturé dans sa partie moyenne, au mois de juin 1712. Comme ce membre lui était resté entre deux corps durs qui l'avaient meurtri et comprimé, je doutai fort du succès de la guérison; cependant elle fit tant de progrès, que le patient put, dès la sixième semaine, marcher dans sa chambre avec le secours de béquilles.

« Mais voulant un jour sortir, une béquille glissa et il fit une chute si dangereuse que la rupture du cal qui était encore récent, se fit sur-le-champ.

« Il fut pansé comme la première fois.

« Trois semaines après, le malade commença à marcher, et il fut si bien guéri qu'il ne ressentit plus la moindre incommodité de cette fracture. »

3° (372ᵉ *observ.* pag. 193.) « Au mois de juin 1703, une demoiselle, en passant près d'un mulet, en reçut un coup de pied qui lui fractura obliquement le tibia. Je ne pus sentir des esquilles.

« Le fer de cet animal avait été imprimé à la partie moyenne et inférieure du pied gauche.

« Deux mois après la guérison radicale de la fracture, cette demoiselle chancela en marchant et tomba par terre; et par cette chute elle eut le même pied fracturé; le pansement fut fait comme à la fracture précédente, etc., et elle fut parfaitement bien rétablie au bout d'un mois.

4° (373e *observ.* pag. 198.) « Un jeune capitaine eut le pied gauche fracturé au-dessus de sa partie moyenne, au mois de septembre 1714.

« La fracture guérit si promptement que le patient put facilement lever le pied après le quatrième pansement qui eut lieu le vingt-quatrième jour.

« Dans la sixième semaine, il marcha très-bien avec le secours de béquilles; mais dix ou douze jours après, le patient voulant plaisanter un individu qui, comme lui, marchait à l'aide de béquilles, tomba par terre et se cassa malheureusement encore une fois le même pied. Je le consolai en lui assurant que ce mal serait bientôt passé.

« Deux jours après, le malade put très-bien soulever et mouvoir son pied. Après vingt-quatre jours, le patient fut si bien rétabli qu'il ne se servit que d'une béquille et d'une canne.

« Cet officier se ménagea aussi bien qu'il le put jusqu'au commencement du mois de mars où, ne sentant plus rien à la jambe, il s'élança sur son cheval; mais, à peine arrivé à quelques pas de la maison, il fit une chute de cheval et se cassa le pied pour la troisième fois.

« Jamais je ne trouvai un patient plus abattu et plus inconsolable; car il craignait qu'il ne fût réduit à avoir durant le reste de ses jours un membre difforme ou au moins inutile.

« Je pansai la fracture comme la première fois; la guérison fut achevée dans une plus courte durée de temps; car six semaines après l'accident, il fut en état de sortir.

« Le cal s'était si bien formé, et il y avait si peu de difformité, que l'on pouvait à peine distinguer, en voyant marcher le malade, lequel des deux pieds avait été rompu si souvent. »

La 364ᵉ observation est accompagnée d'une remarque dans laquelle l'éditeur dit: « J'ai prouvé que les fractures qui se sont souvent réitérées ne sont pas aussi difficiles à guérir que la première rupture. La raison en est claire, parce que la nature a déjà uni les inégalités qui se forment aux extrémités des os fracturés, par l'affluence de l'humidité (*humor*) propre d'où le cal s'est formé, et cette humidité ayant déjà pris sa direction vers cette partie, la consolidation doit se faire d'autant plus vite. »

Je pourrais encore citer un grand nombre d'exemples à l'appui de cette vérité, si ceux que je viens de donner, ne la confirmaient entièrement.

Il résulte de ces faits que nous ne devons pas abandonner les malheureux, qui ont les bras ou les pieds raccourcis, parce qu'un chirurgien expérimenté, s'il procède selon ma méthode, peut facilement réparer de tels accidens sans aucun risque.

Jean Muys* décrit le cas suivant : « Un garçon de dix-huit ans, qui avait les deux os de la jambe fracturés, et qui avait été mal traité par un chirurgien de village, fut visité par un chirurgien de beaucoup d'expérience et par moi, dans la neuvième semaine après que la fracture se fut faite.

« Nous trouvâmes les os consolidés, mais le membre très-difforme, courbé, et le patient ne pouvait pas marcher; c'est pourquoi nous tombâmes d'accord de faire la rupture du cal.

« Après avoir fait, pendant huit jours, usage de cataplasmes composés de fientes de pigeon et de lait de chèvre, nous rompîmes pour la seconde fois les os difformes. Après l'extension et la réduction convenables, le malade fut si bien rétabli dans quelques semaines, qu'il put marcher. »

Dans l'ouvrage intitulé : *Nouvelles positives sur l'état actuel du changement et des progrès des sciences*, 33 part. pag. 739, Leipsic, 1742. 8.,

---

* *Praxis medico-chirurgica rationalis. Decad. octav.* Observat. II, p. 303. Amstelod. 1695.

nous trouvons dans l'*Histoire des religieux de la compagnie de Jésus*, pars. I, Utrecht, 1741, le passage suivant à la biographie d'Ignace Loyala, fondateur de l'ordre des jésuites.

« Le père Ignace était dans sa vingt-huitième année (1521), lorsque les Français assiégeaient Pampelune, et la ville ayant capitulé, celui-ci se défendant encore dans le château, eut le malheur d'avoir le fémur droit fracturé par un boulet de canon, tandis qu'il eut en même temps la jambe gauche meurtrie par une pierre.

« Les médecins le traitèrent si mal, qu'ils furent forcés de rompre encore une fois le fémur après qu'il eût été guéri, et Ignace supporta avec patience, par vanité, les douleurs, pour ne pas être estropié pendant toute sa vie.

« Mais le patient tira peu de fruits de cette nouvelle opération; la maladresse des chirurgiens fit qu'un os forma une saillie au-dessus du genou, et le fémur présenta une si grande difformité, qu'il se fit couper l'os saillant, sans faire voir la moindre douleur. Malgré ce procédé, la jambe resta paralysée, et il ne put jamais remédier à cette infirmité, quoiqu'il fit étendre journellement, par une machine de fer, le pied qui se trouvait considérablement raccourci. »

Remarque de l'éditeur. Il est probable que,

par le procédé mal-adroit des chirurgiens, la rupture du cal ne se fit point; mais que l'os fut rompu dans une autre partie.

Richter*, Boettcher** et Bernstein *** rapportent des dissertations de la société de Harlem de Tenhaaf, l'exemple suivant: « Le fémur a été fracturé et si mal guéri, qu'il formait presqu'un angle, le membre était très-maigre, et il desséchait tous les jours davantage.

« Quoique le cal fût déjà bien endurci (la rupture datait de seize semaines), l'éditeur chercha cependant à le mollifier par un onguent mercuriel et par un cataplasme de graines de lin et de racines de guimauve; au bout de quinze jours, il fit faire l'extension du membre par deux aides, et pendant cet acte il le rompit par une forte pression.

« Quoiqu'on appliquât avec la plus grande précision des atelles et toutes les pièces nécessaires pour une fracture compliquée, il fut cependant très-difficile de maintenir les pièces d'os dans la situation requise pour leur réunion.

---

* *Chirurg. Bibl.* 3ten Bds, 4tes Stück, s. 621. Gœttingen, 1775. 8.

** *a. a. Ort*, s. 171.

*** *a. a. Ort*, s. 378.

« La fracture a cependant été parfaitement bien guérie au quinzième jour. La maigreur et la faiblesse disparurent à la fin par le frottement réitéré de remèdes spiritueux propres à fortifier les nerfs. »

La nouvelle collection des dissertations choisies pour les chirurgiens (traduite de différentes langues, 10e pièce, Leipsic, 1786), contient l'observation suivante, du chirurgien Balthasar de Leiden.

« Une jeune fille eut le malheur de se casser le tibia et le péroné, le 24 juillet 1767. La rupture eut lieu au milieu des os et fut accompagnée de peu de tumeur et de peu de douleurs. L'appareil fut appliqué peu serré. Dans la troisième semaine je le levai, et la fracture fut parfaitement bien guérie; j'appliquai alors une bande circulaire sur le lieu fracturé, et recommandai à la malade de se tenir tranquille encore pendant quinze jours. Ce fut le 7 août que je permis à la patiente d'appuyer son pied à terre; mais au premier pas qu'elle fit, elle tomba, et se cassa de nouveau la jambe. Cette fracture fut aussi parfaite que la première, et se trouva au même endroit. L'appareil fut aussi simple que la première fois. Au bout de quelques jours la jambe s'enflamma et se tuméfia, et la fille ressentit beaucoup de douleurs; j'appliquai donc des cataplasmes émolliens.

« Il se forma au-dessus de la fracture un ulcère purulent que j'ouvris. Le pus s'était pratiqué vers le haut et vers le bas une ouverture qui était bien d'une palme de longueur; je l'ouvris aussi et appliquai mon bandage ordinaire.

« Une petite esquille se fit voir dans la plaie, je l'en retirai, et la plaie se ferma en peu de temps.

« La malade a été parfaitement rétablie dans la septième semaine. Le pied était droit, mais le cal était un peu grand, cependant sans difformité. »

Dans la *Gazette médicale et chirurgicale de Saltzbourg* (3ᵉ vol. pag. 383, 1815), on trouve le cas suivant, qui a pour titre: *Observation sur une fracture à la jambe, suivie d'une difformité, à cause de laquelle on fit la rupture du cal, par le docteur Lemercier.*

« Non-seulement on rompit quarante jours après la fracture, l'os du pied gauche qui présentait une grande courbure, parce qu'un routinier l'avait mal traité, mais on scia trois lignes de la partie interne et externe de la pièce d'os supérieure, et autant de la partie interne et supérieure de la pièce d'os inférieure, et le malade se trouvait si bien trois semaines après, qu'on avait l'espoir qu'il guérirait parfaitement, et qu'il pourrait se servir de son membre comme auparavant. »

Haller rapporte dans sa *Bibliog. chirurg.* tom. II. lib. VII, parag. 60. pag. 133, un exemple de la rupture du cal en ces peu de mots:

Abraham Titsingh: *De verdonkerde Heelkonst der Amsterdamers.* Amsterdam, 1735, 4. « *Se male consolidata fractura crus secundo fregisse et sanasse.* »

Il est prouvé par l'observation suivante faite par Gessner * que l'opération de la rupture artificielle des extrémités de la fracture mal consolidées peut réussir, même par les procédés les plus différents; cependant il faut choisir le procédé le plus doux pour faire cette opération :

« Un garçon avait l'humérus fracturé; la fracture était oblique, mal réduite et déjà de six semaines. White mit à nu cette fracture, scia les deux bouts de l'os rompu et réduisit la fracture. Les os se réunirent en peu de temps. »

L'ouvrage intitulé : *Exemple du bien*, I. part. p. 268, n° 189. Stouttg. 1817, 8., contient le

---

* *Entdekungen in der neusten Zeit in der Arzneigelahrtheit*, 1 Band. S. 209. Nœrdlingen, 1778.

récit suivant: « En 1788, un prêtre, nommé Manuel, du village de Rio-Tinto, en Portugal, rompit, par des coups, le pied à un paralytique, parce que cette jambe avait été guérie si obliquement par un chirurgien instruit, que le malade ne pouvait jamais s'en servir pour marcher. Il est encore à remarquer qu'il ne le lui cassa que deux ans après la première fracture, et qu'il a parfaitement rétabli le malade au bout de quatre semaines. »

TRENTE-HUITIÈME OBSERVATION.

Par le docteur Riecke, professeur ordinaire de chirurgie et des accouchemens à Tubingue.

Le nommé Huppenhauer, d'Unterturkheim, grand-bailliage de Canstadt, âgé de vingt ans, garçon menuisier, eut le malheur de tomber d'un échaffaudage, au mois de mai 1826, et de se fracturer par cette chute le fémur gauche. Il fut reçu à l'hôpital de la ville de Zurich. Le chirurgien président à la clinique chirurgicale, qui instruit en même temps les chirurgiens du canton, déclara à cette occasion à ses élèves, qu'il allait leur prouver comment on pouvait aussi sans atelles très-bien traiter les fractures.

On appliqua au malade la machine suspensoire de Sauter.

Après un traitement de huit semaines, la jambe présenta une si grande courbure que le pied se trouvait raccourci d'environ onze pouces, le malade ne pouvait marcher, même avec le secours de béquilles, sans ressentir les plus vives douleurs.

C'est dans cet état déplorable que le malade fut abandonné par son guérisseur avec cette consolation ironique, qu'il serait maintenant exempt de la conscription wurtembergeoise!! — Son frère le chargea sur une charrette, et le conduisit tout droit à la clinique de Tubingue, pour encore chercher, s'il était possible, du secours.

Un examen exact prouva que le fémur gauche avait été fracturé transversalement, justement dans sa partie moyenne, mais que les extrémités de la fracture avaient éprouvé un déplacement, de sorte que l'extrémité inférieure du fragment supérieur de la rupture s'avançait fort au-dessous de la peau, tandis qu'un cal difforme réunissait le fragment inférieur au supérieur, six à huit pouces au-dessus de la fracture. Toute la jambe formait une grande convexité en dehors; le malade était privé de toute mobilité, et ce n'était que quand il croisait les pieds qu'il ne ressentait plus de douleurs; il semblait qu'il y eût dans le cal une petite mobilité. Je n'ai jamais vu une fracture plus mal guérie.

Je hésitai long-temps, si je tenterais une cure et si en général, il serait encore possible d'améliorer le sort de ce malheureux, car, quand il s'agissait de la rupture artificielle des os mal réduits, ma manière de voir était la même que celle de tous les chirurgiens de l'Europe, c'est-à-dire, une erreur des temps, et un procédé généralement rejeté à cause des expériences malheureuses qu'on avait faites à ce sujet.

Ce ne fut que la mobilité que je craignais sentir dans le cal (qui n'était qu'un glissement des muscles au-dessus du cal) qui me donna l'idée de traiter la chose comme une articulation artificielle, c'est-à-dire, de mettre à nu l'endroit de la fracture, de rompre le cal, de scier les extrémités des os et de chercher à remettre de cette manière les pièces d'os dans la situation requise pour leur meilleure réunion.

Ce ne fut qu'en tremblant que je procédai à une opération que je tenais, du moins dans ces circonstances, pour toute neuve. La peau de la jambe fut coupée par un bistouri, presque depuis le trochanter jusqu'au condyle externe, tout le long du côté externe du membre courbé, et les muscles furent détachés des os par les mains, dans la région de la fracture.

Il fut alors prouvé que le cal était de la consistance des os, et il ne fut plus question d'en faire la rupture avec le couteau. — L'on scia la moitié du cal, mais l'autre moitié ne put être séparée par la scie à cause des parties molles que l'on rencontrait.

Le marteau et la rugine durent achever cette opération. Je coupai alors, aussi avec la scie, d'un quart de pouce, l'extrémité ronde supérieure du fragment inférieur de la fracture.

Le malade fut scrupuleusement pansé d'après la méthode de Boyer, et, outre cela, on appliqua la machine de Dzondi. — Il y survint une suppuration effroyable, de grandes pièces d'os nécrosées sortirent de la cuisse, et ce ne fut que dans la huitième semaine que le malade eut un peu plus de repos, après qu'on eut craint pour ses jours. — Vers la fin du mois, l'os paraissait être ferme et solide, mais le genou était roide; je fis donc mettre le malade sur la machine de Charles Bell; mais la plaie, qui s'était déjà presque cicatrisée, s'ouvrit à mon très-grand étonnement; une pièce d'os de plusieurs pouces de longueur en sortit: la fracture était mobile.

Le premier bandage fut donc, pendant trois mois, appliqué avec la plus grande rigueur, et ce ne fut qu'après huit mois que les os furent parfaitement bien consolidés. Le malade quitta notre clinique parfaitement bien rétabli.

Mais quelque pénible que fût cette cure, le

succès dont l'opération a été couronnée en fut ma récompense. Au dernier examen, nous trouvâmes que les pieds avaient la même longueur, que le cal difforme avait totalement disparu, que le fémur était parfaitement droit, et que le malade pouvait se servir de son membre comme auparavant; on fit donc recouvrer l'usage de ses membres à un pauvre estropié incurable selon les apparences.

CHAPITRE III.

Recherches sur les motifs qui ont toujours fait rejeter et négliger cette opération, suivies d'une critique et une réfutation de ces motifs.

Dans les premiers temps la rupture artificielle des os mal réduits a été peu pratiquée; dans les temps postérieurs, elle a même été entièrement négligée et abhorrée, parce que les différentes manières avec lesquelles on procédait à cette opération étaient fausses et incertaines. On faisait, par exemple, usage de la rugine, on râclait le cal, on enveloppait le membre de drap ou de coton, et l'on en faisait la rupture moyennant un marteau, etc. Non seulement de pareils procédés étaient accompagnés de douleurs inouies, mais le malade courait risque de devenir encore plus estropié; l'opération était même souvent suivie de la mort.

Il n'est donc pas étonnant que pendant des siècles entiers on ait regardé cette opération comme une vraie torture.

Les motifs et le doute qu'alléguaient les théoriciens contre cette opération, se réduisent à quatre points principaux:

1° Si l'on voulait tirer un avantage de la rupture artificielle des os mal réduits, il faudrait être sûr que le cal se rompît et non une autre partie de l'os, et que l'on fût toujours en état de casser l'os au milieu du cal. Si l'on ne pouvait parvenir à cette fin, on ne serait pas d'un pas plus avancé dans l'art, l'ancienne difformité resterait, outre que l'on courrait encore risque de faire une nouvelle fracture. Mais ils étaient persuadés que la nouvelle rupture ne se faisait jamais dans le milieu du cal, mais dans un autre endroit de l'os, parce que, disent-ils, le cal n'est non seulement presque toujours plus dense, mais encore plus endurci que l'os sain.

2° Qu'il y avait à craindre le déchirement (*dilaceratio*) et l'inflammation du périoste, et peut-être souvent le déchirement des vaisseaux sanguins et des nerfs, la meurtrissure des muscles par les extrémités des os, et la suite en serait des abcès ou des ulcères, sans parler des douleurs cruelles de cette opération.

3° Qu'il était nécessaire, si l'os avait été raccourci par la première guérison, et qu'on voulait alors rendre la même longueur au membre, de maintenir, après la deuxième fracture, les deux extrémités de l'os dans une certaine distance l'une de l'autre, pour que ce vide pût être complété par le cal qui se formerait pendant le cours du traitement.

Ainsi cette distance et ce commencement de vide ne pourraient être obtenus par le bandage que très-difficilement, pour ne pas dire qu'ils seraient impossibles, en ce que la réaction des muscles anéantirait l'effet de l'appareil.

4° Enfin, on m'objectera aussi que la nouvelle fracture guérira difficilement et lentement, ou peut-être jamais.

C'est au lecteur à juger maintenant jusqu'à quel point ces objections ont été réfutées par les opérations que j'ai citées (voy. chap. II.) et qui ont toutes été couronnées d'un entier succès.

Remarque. Cette dissertation et les expériences citées au chapitre II pourront aussi servir de réponse au mémoire du docteur Weinhold de Halle, inséré dans le journal de Hufeland (1826, cinquième pièce, page 25 etc.) qui doute en général de la guérison faite après la rupture artificielle des os, ou de la possibilité d'une guérison. Il ne parle pas à la vérité, de la manière de faire la rupture du cal, moyennant des machines ou des pressions qu'on exerce sur l'endroit où doit s'opérer la fracture, méthode qui paraît encore lui être inconnue, mais de la rupture des os moyennant le marteau, et c'est ce qu'il appelle un procédé grossier des charlatans, par lequel procédé on doit déjà avoir guéri de pareilles fractures; mais, continue-t-il, où trouver les preuves de pareilles cures?

En effet, si l'on peut dire ceci de ce cruel procédé, il faut se faire une autre idée de l'opération moyennant une machine.

Nous trouvons à l'endroit que nous venons de citer, une description de quelques cas très-remarquables, où, au lieu de rompre les fractures difformes, M. Weinhold perça transversalement, moyennant un instrument (*Nadel-Trephine*), le haut de la cuisse, la peau, les muscles et le cal; puis il introduisit un petit ruban de fil, et provoqua par des remèdes excitans, une inflammation et une suppuration des os, et de cette manière il est parvenu à fondre et à diminuer le cal, et dès-lors on a encore fait usage de la machine extensoire; et voici comment il traita une fausse articulation au péroné: Il fabriqua une plaie en forme d'entonnoir, et y introduisit un sétacé cunéiforme; et c'est en général de cette manière qu'il assure avoir fait plusieurs cures heureuses.

Mais que le lecteur décide à présent lequel des deux procédés est le meilleur, celui du docteur Weinhold qui exige treize semaines douloureuses, ou le nôtre, qui ne demande que quelques minutes, et qui a toujours été couronné du plus heureux succès.

Au reste, je remarque encore, au sujet de la critique de ces motifs, les points suivans:

1° Quant à l'objection principale, qui est, et qui a toujours été l'opinion générale de la majeure partie des chirurgiens, c'est-à-dire, que le cal acquiert, en peu de temps, une consistence plus dure que l'os même, et que par conséquent cet os se casse plutôt dans une autre partie que dans le cal, il résulte:

a. Par des recherches anatomiques que ce cal est plus riche en vaisseaux que l'autre reste de la substance osseuse*, et que les os creux ont

---

* Jean Bell (*Syst. de chirurg.*) prouve encore l'abondance des

une structure compacte composée de fibres élastiques; que le cal, au contraire, a la structure rétiforme composée de lames osseuses très-minces et très-courtes.

b. Aussi doit-on presqu'admettre *a priori* que le cal, étant plus récent, et l'os plus âgé, celui-ci par conséquent plus dur, celui-là plus mou, puisse se rompre plus facilement que l'os, à moins qu'il ne soit d'une circonférence trop considérable, et déjà trop vieilli.

c. Nous avons encore plus de preuves *a posteriori* que la rupture du cal se fera plus facilement:

α. L'expérience qui prouve que le cal ne durcit jamais si rapidement après la guérison de la fracture; mais qu'il faut plusieurs mois pour la consolidation ordinaire, comme le remarque très-bien Hevin, Boyer et Chelius*, et selon le dernier le cal s'ossifie d'abord à l'endroit le plus éloigné de la fracture, puis seulement à sa partie moyenne.

---

vaisseaux au sujet des injections dont le cal datait de douze ans. Comparez aussi sur la consistance du cal, la dix-huitième et vingtième observation; de même l'observation de Hevin, pag. 81, et les *expériences de Kunter*; Dithlef, autre part, pag. 166.

* *Handbuch der Chirurgie*, 1*ster Band*, S. 309. §. 494. Heidelberg, 1822. 8.

β. Le cal se courbe très-facilement dans les premiers jours après la guérison (comparez les observat. 31, 33 — 37).

γ. La rupture accidentelle des os guéris (comparez les observat. 21, 30 et la remarque de Boyer pour la 30e observation).

δ. La rupture artificielle des os morts (comparez la 18e — 20e observ.).

ε. Toutes les observations citées 1 — 20, où la rupture artificielle se fit toujours au milieu du cal, et jamais aux endroits non lésés de la jambe.

De tout ce que nous venons de dire, il résulte que nous sommes non-seulement convaincus de la possibilité de la rupture du cal même, déjà assez long-temps après la guérison de la fracture; mais aussi, et ce qui est proprement dit le plus essentiel, d'une guérison bonne et parfaite d'un os, qui d'abord avait été très-mal guéri, et de cette manière on a rendu à plus d'un malheureux l'usage de ses membres inutiles.

Qui ne voudrait point faire cas de cet avantage? Qui devrait encore hésiter à faire usage de cette opération si généralement abhorrée, quand même il n'y aurait que la vraisemblance d'un succès favorable, de même que cela se pratique dans d'autres cas désespérés de chirurgie? et surtout parce que cette opération, comme le prouvent suffisamment les cas décrits par d'autres chirurgiens et par moi, n'est pas aussi douloureuse * que d'autres opérations chirurgicales ; et en y procédant avec précaution et avec art, particulièrement en se servant de la machine que j'ai décrite, elle est, sinon dans tous les cas, du moins dans la plupart, sans danger et sans risque.

2. Quant à la deuxième objection principale, c'est-à-dire, le danger qui surviendra immanquablement par la violence de l'opération, et la crainte et l'inquiétude de lésions mécaniques et d'inflammation qui pourront être occasionnées par elle, nous avons pour nous :

a. L'objection elle-même : Il s'agit ici d'une fracture qui a été si mal guérie qu'elle empêche le malade, pour toute sa vie, de se servir de son membre; si donc la tentative d'une meilleure cure n'est pas d'une nécessité absolue, du moins est-elle très à désirer.

Qui osera calculer avec tant d'inquiétude tous

---

* Feu Gœllnitz, de Léonberg, grand-maître forestier, eut le pied fracturé par un coup de feu, et après avoir été guéri, la jambe présenta une courbure en dedans; c'est pourquoi on fit la rupture du cal six semaines après la première fracture.

Le pied obtint par cette opération la rectitude requise et, quoiqu'il boîtât un peu, il put très-bien marcher. Il assura avoir fumé du tabac pendant l'opération.

les risques possibles dans des cas où le secours est devenu si pressant? — Si le danger seul suffisait pour rejeter une opération, et que, d'un autre côté, on ne dût prendre en considération l'état insupportable du malade, on ne devrait jamais faire tant d'autres opérations bien plus dangereuses, par exemple, la paracenthèse du thorax, l'opération de la hernie, l'extirpation de la matrice carcinomateuse, etc.

b. Outre cela, tous les dangers, cités dans la deuxième et la troisième objection, ont déjà accompagné la première fracture, mais ils ont été surmontés malgré la mauvaise guérison du membre: nous pouvons donc avoir l'espoir qu'ils seront aussi évités à la 2e fracture, surtout parce que le cal n'est point en état de résister comme l'os, et qu'un chirurgien intelligent aura fait avec plus de soins le pansement du membre affecté, et que le malade deviendra plus patient et plus circonspect.

c. Ensuite, ce qui, selon moi, prouve le peu de danger de cette opération, c'est que, comme le remarque déjà Hippocrate (pag. 758), les courbures des os provenant souvent après les fractures, aux extrémités supérieures et aux fémur, ont lieu, dans la majeure partie des cas, en dehors et en dedans; et que, par conséquent, il n'y a que les muscles (qui ont presque toujours coutume de se tirer vers les côtés du cal) qui éprouvent une aussi forte contusion à la rupture préméditée des membres lésés; mais que les vaisseaux sanguins et les nerfs les plus considérables, se perdant particulièrement au côté interne du membre, ne sont exposés à aucune meurtrissure.

Dans le cas rare d'une forte courbure de l'humérus ou du fémur, les plus gros vaisseaux et les nerfs passent aussi avec les musles au plan incliné (*planum inclinatum*) du cal; c'est pourquoi les parties que je viens de nommer, ne seront non plus exposées à une froissure particulièrement désavantageuse, vu que la pression de la pelote doit se faire dans la règle, sur l'endroit le plus élevé.

Quant au cas également rare* qui pourrait survenir, où, en faisant la rupture d'une fracture oblique mal guérie, une pièce de l'un des bouts de la fracture se romperait et s'attacherait à l'autre, et qu'il y aurait par là, respectivement une perte de substance de l'os, nous osons admettre, d'après l'analogie, que par le procédé convenable que suivra le chirurgien, et particu-

* Je crois pouvoir rapporter les observations dix-huit et vingt comme preuves qu'il survient rarement des esquilles; dans ces observations, lors de l'examen anatomique, les faces de la fracture se sont présentées en partie en ligne droite, en partie un peu dentées.

lièrement après avoir fait une extension requise du membre, la nature reproduira ce qui manquera. Je m'en rapporte ici aux écrits de Blumenbach, Bœttcher, Diemerbrœck, Lindanus, Munick, Félix Platter, Scultetus, Troja, et surtout de Voigtel, et à plusieurs autres exemples remarquables de régénération de la substance osseuse d'une longueur de plusieurs pouces, laquelle avait été perdue par des événemens malheureux et par des maladies.

Wedel* a vu qu'une pièce (d'une longueur de cinq pouces) d'un fémur fracturé s'était presque totalement reproduite. De même Troja**, une pièce de quatre pouces d'un tibia fracturé. Benj. Bell*** parle même des cas où des os entiers ont été reproduits.

D'après ma propre observation, une pièce nécrosée du fémur de la longueur de huit pouces au moins, s'était reproduite.

---

* *Miscell. nat. curios.* dec. II, an. II, obs. 184.

** *Versuche über den Anwachs neuer durch Krankheit entweder ganz oder doch grœstentheils zerstörter Knochen. Aus dem Latein übersezt, von Dr. C. Chr. Kühn,* s. 2. Strasburg, 1780. 8.

*** *Lehrbegriff der Wundarzneikunst, 4ter Theil, 3te verm. Auflage*, S. 310, *aus dem Engl. übersezt mit Kupf.* Leip. 1807. 8.

d. Écoutons enfin l'expérience, et nous trouverons que, dans tous les cas que j'ai cités, il ne s'est montré au membre, après l'opération, ni extravasation de sang, ni une forte enflure extraordinaire; ce qui aurait eu lieu, sans doute, s'il y avait eu déchirement des vaisseaux sanguins, des nerfs ou des muscles.

La troisième des objections citées plus haut, a été réfutée par ce que je viens de rapporter.

4° Qu'il y a enfin quelques auteurs qui conseillent d'abandonner cette opération, de crainte que la nouvelle fracture ne se guérisse pas ou très-difficilement et lentement, ou peut-être jamais; on doit en être surpris d'autant plus que de La Motte a prouvé par plusieurs expériences que la guérison de la nouvelle fracture s'opère toujours plus vite que celle de la première; Bœttcher semble avoir observé la même chose, de même Jean Bell (*Syst. de chirurgie*); et les expériences que je viens de rapporter, lèveront, comme je l'espère, totalement les doutes.

Voici maintenant le résultat des réflexions qui ont eu lieu jusqu'à présent:

1° L'opération, qui fait le sujet de ce traité, a déjà été connue dans l'antiquité, et l'on trouve déjà dans ce temps-là des exemples qu'elle a été, dans plusieurs cas, pratiquée avec succès.

2° Elle devint cependant plus rare dans les temps plus récents, et peu à peu, surtout dans le dernier siècle, on commençait à en nier la possibilité, l'efficacité et l'utilité; il y avait même plusieurs médecins qui déclaraient ce procédé déraisonnable, et le regardaient comme une preuve d'une ignorance grossière, de façon qu'il n'en est plus question dans les livres récents de chirurgie, et les professeurs n'en font même plus mention.

3° On soutenait principalement qu'il n'était point vraisemblable que le cal se briserait et non une autre portion de l'os, au moins ne pouvait-on jamais le supposer avec certitude.

4° C'est à ce motif combiné avec quelques autres objections moins importantes, qu'il faut en partie attribuer le peu de cas qu'on a fait de l'opération en question; mais

5° La frivolité de toutes ces objections a été prouvée par une expérience réitérée, solide, et secondée par la théorie même; il faut donc admettre qu'il a été suffisamment prouvé que la seconde fracture a toujours lieu dans le cal, à moins qu'il ne se soit passé trop de temps depuis la première; ainsi

6° Cette opération, dont la grande importance aurait toujours été méconnue, si les doutes n'eussent point été levées, mérite d'autant plus d'égard qu'elle est sans danger et très-sûre, et qu'avec l'usage des machines qu'on a inventées, on évitera entièrement le procédé grossier et douloureux qui accompagnait toujours l'ancienne méthode.

CHAPITRE IV.

Pratique rationnelle de l'opération.

A. Jugement sur les cas dans lesquels elle est indiquée.

Après avoir prouvé l'incontestable efficacité et l'utilité de cette opération, j'ose espérer qu'elle sera à l'avenir jugée digne de plus d'attention, et exercée avec moins de scrupule dans les cas qui se présenteront. — Il est donc maintenant seulement nécessaire d'ajouter encore quelques observations, et d'examiner d'abord, *dans quels cas elle est indiquée, et dans lesquels elle doit être employée.*

On pourrait me reprocher de la partialité et un manque de jugement juste et exact, si je voulais recommander de faire cette opération sur toutes les difformités, et d'abandonner la méthode dont se servirent quelquefois avec succès, dans plusieurs cas, les anciens médecins, c'est-à-dire, de ramener le membre malade à sa rectitude naturelle moyennant l'extension et les bandages, etc. *Quels sont donc les cas dans lesquels cette opération est indiquée, et quand ne l'est-elle pas?*

Elle est indiquée quand il y a grande anormalie du corps par des courbures considérables et par des raccourcissemens du membre qui avait été fracturé; quand le malade traîne un membre inutile, ou dont il ne peut presque plus faire usage, soit pour marcher, soit pour travailler (comparez la 9e observation); quand il y a des douleurs continues ou d'autres influences dangereuses sur la santé, par exemple, des accidens fiévreux, une forte suppuration, et (comparez la 10e et la 13e observation) comme une suite d'extension contre nature, de tension ou d'irritation des parties molles, produite par les bouts des os ou par de petites dents isolées du cal, c'est-à-dire en cas qu'il n'y aurait plus rien à espérer de la simple extension, avec ou sans un appareil particulier, etc. *

---

* Je connais un cas où un menuisier, âgé de trente ans, rachitique dans sa jeunesse, eut le tibia qui présentait une

L'opération n'est point indiquée aussi longtemps qu'il y a encore du secours à espérer des extensions et des bandages, ou quand les courbures ne sont que bien peu considérables, de même que les déplacemens des fragmens d'os, desquels on peut prévoir que si l'extension et les bandages ne suffisent plus pour lever ou pour améliorer ces petites difformités, ils ne lui causeront point dans la suite des désavantages essentiels.

Aussi ne devrait-on, du moins un certain temps après, plus conseiller l'opération, lorsque la fracture a lieu tout près d'une jointure, surtout à la jointure du fémur.

On rapportera plus bas les contre-indications particulières, et les motifs qui doivent engager les chirurgiens à se désister de l'opération.

Les questions ci-après doivent être, aux yeux du chirurgien, de grande importance.

1° *Dans quel temps, depuis l'accident, peut-*

---

courbure énorme. Pour donner peu à peu une direction droite à son pied, il le fit passer dans son établi et le ferma à vis. Mais le tibia et la fibula se fracturèrent tout-à-coup contre son attente.

Un chirurgien habile guérit si bien le pied que celui-ci reprit sa rectitude naturelle. Il semble donc que l'on peut encore procéder à cette opération, lorsque les membres présentent différentes sortes de courbures. Dr Riecke.

on encore, par des extensions et des bandages, guérir la courbure ou la position vicieuse des fragmens d'os?

2° *Quelle est l'époque à laquelle l'opération de la fracture ne doit plus être entreprise?*

1° Quant à la première question, on ne peut fixer le temps, parce que la guérison des os fracturés se fait plus ou moins vîte, selon l'âge, l'état de santé et le tempérament du malade, de même aussi, selon la construction anatomique (si elle est fongueuse ou compacte), selon la force et l'épaisseur des os, selon l'état de la fracture même, et aussi en quelque sorte selon la saison. Je ne m'étendrai point sur tous ces points, parce qu'ils sont suffisamment connus à tout chirurgien intelligent, soit par les écrits, soit par expérience.

Walter veut, secondé par plusieurs années d'expériences, admettre en quelque sorte pour règle, qu'il est encore possible, dix, mais au plus tard onze jours après que la fracture avait eu lieu, de remettre en situation requise les extrémités des os, en cas qu'elles se fussent déplacées.

Bernstein et Bœttcher sont aussi de la même opinion; ils disent qu'il n'y a point de temps à perdre, quand le sujet est jeune, sain et plein d'humeurs, que si de pareilles anormalies se montrent pendant le cours du traitement, tout chirurgien expérimenté verra par lui-même que, plus tôt on procédera à l'extension du membre, plus le secours sera prompt et infaillible.

On a en général coutume d'admettre, comme tout le monde sait, qu'il faut un espace de vingt à soixante-dix jours pour la consolidation d'un os rompu. Mais le cal conservant souvent, pendant long-temps, une certaine mollesse et un certain relâchement; presque tout chirurgien a fait la triste expérience que les os, surtout les extrémités inférieures, peuvent encore se raccourcir et se courber, même après une guérison des fractures qui a été couronnée d'un entier succès; c'est pourquoi la plupart des auteurs de chirurgie conseillent de ménager encore pendant un long espace de temps le membre affecté.

Boyer (pag. 89—91), décrit trois fractures qui avaient eu lieu au bas des cuisses, et les extrémités de ces ruptures avaient éprouvé des déplacemens après le trentième, cinquante-troisième et soixantième jour, qui ont encore été rétablis moyennant l'extension.

Les courbures d'os que j'ai rapportées (voy. les 31ᵉ, 33ᵉ et 35ᵉ observations), n'eurent lieu que dans la onzième et la treizième semaine, et deux de celles-ci (31ᵉ et 35ᵉ) purent encore être redressées sans instrumens et sans appareil particulier, moyennant l'extension par les mains, et l'application d'un bandage ordinaire.

Dessault* prétend avoir observé que, lors même que de vieilles fractures avaient été négligées, et dans lesquelles on s'apercevait déjà d'une consolidation avec raccourcissement du membre, on était encore en état de diminuer considérablement ce raccourcissement, moyennant l'extension continue.

Hiéron. Fabr. ab Aquapendente raconte un cas remarquable d'un garçon auquel on avait mal réduit les os du bas de la cuisse, qui présentait après la guérison une obliquité, de façon que le malade marchait en boitant, et lui (Hiéron. Fabr. ab Aquap.) et d'autres médecins de Padoue croyaient ne pouvoir remédier à cette difformité qu'en faisant la rupture du membre. Mais le père n'y voulant point consentir, Fab. ab Aquap. tâcha de ramener la partie courbée dans sa situation naturelle, moyennant des instrumens de fer et de fer-blanc; ce qui se fit aussi peu à peu, et si bien, que la jambe devint droite.

La prudence et l'expérience prescrivent en

---

* *Chirurg. Nachlass*, traduit en allemand, etc., par Wardenburg. Gœttingue, 1800. 8. (Comparez la *Gazette médicale et chirurgicale de Saltzbourg*, 1800. 4e vol. n° 91, pag. 248.)

général que, quand un pareil vice n'est point encore invétéré, il faut toujours choisir le procédé le plus doux et le plus ménageant, c'est-à-dire l'extension et des bandages ou des machines; mais pour éviter des suites fâcheuses, il faut procéder à cette opération avec beaucoup de précaution, et faire graduellement les extensions et les contre-extensions, etc.

D'un autre côté, on tient pour règle que l'on ne doit pas insister trop long-temps avec de pareilles tentatives, sitôt qu'on s'aperçoit de leur infructuosité, pour ne point perdre un temps si précieux pour rompre les os.

2° Quant à cette autre question : *Quelle est l'époque à laquelle l'opération de la rupture ne doit plus être entreprise?* Il est de même impossible de fixer le temps pour tous les cas, vu qu'il dépend beaucoup des circonstances dont il a été fait mention à la page 146, c'est-à-dire, de la localité, et plus ou moins de la mauvaise guérison de la fracture, de même aussi de la grandeur et de la consistance du cal, et que les expériences que j'ai faites n'avaient pas eu lieu au-delà de la vingt-quatrième semaine.

Il résulte du premier chapitre, que quelques médecins anciens, surtout Albucasis et ses sectateurs, rejetèrent cette opération dans toutes les circonstances, et la plupart ne la voulurent permettre que lorsque le cal était encore récent, et que le malade était jeune et robuste. — Plusieurs conseillèrent aussi de se désister de cette opération, quand la courbure avait lieu à des os forts, par exemple, à l'humérus ou au fémur. — D'autres, comme Gui de Chauliac, Jean Scultet, Zwinger et Jungken, ne consentent à l'opération que lorsque le cal ne dépasse pas le terme de six mois. — Mais tous les auteurs que j'ai cités désapprouvent, sans exception, l'opération en question, aussitôt que le cal est déjà ancien et entièrement endurci; quoiqu'il y en ait cependant quelques-uns parmi eux qui proposent de râcler et de ruginer le cal pour en faciliter la rupture, en cas que des circonstances graves exigeassent ce procédé, ou que le malade réitérât ses instances pour être opéré.

Mais il est facile de prouver que la majeure partie de ces chirurgiens raisonnèrent sur ce sujet d'après des autorités, et non pas d'après leurs propres expériences.

Il n'y a pas de doute que cette opération ne puisse s'effectuer sans les moindres difficultés et les moindres inconvéniens, et même sans machine, pourvu que le cal soit encore récent et petit, moyennant l'extension et la contre-extension, et moyennant une pression qu'on aura exercée sur le cal.

De plus, les os n'étant point forts d'eux-mêmes, comme l'avant-bras ou le péroné, ou comme c'est le cas auprès de bien des jeunes personnes jusqu'à l'âge de douze à treize ans, la possibilité de cette opération est d'autant plus admissible un an après la première fracture, qu'elle a parfaitement bien réussi, ayant été pratiquée sur un chevreuil dont la fracture avait déjà dépassé le terme de quinze mois et demi (comparez la 19e observat.), et dans quatre autres cas que j'ai rapportés, la rupture des os se fit par une impression accidentelle qui agit sur eux trente-six semaines, et même deux ou trois années après la première fracture (comparez les observations 21, 23, 27, 28 et 30.)

Mais si le hasard a pu agir avantageusement sur les personnes malades, ne devons-nous pas attendre de l'art qu'il effectuera la même chose avec bien plus de facilité?

Comme l'humérus, les os du haut de la cuisse et le tibia de grandes personnes possèdent plus de force et une plus forte étendue que les autres os des extrémités, il est clair que la rupture des premiers se fait avec bien plus de difficulté que celle des derniers. Il a cependant été prouvé par la neuvième et la dixième observation, que l'opération pratiquée sur le fémur et le tibia, dix-sept semaines après la cure, a été couronnée d'un plein succès. Il est encore à remarquer que le cal était d'une forte étendue et très-grand, et l'un des patiens avait vingt-six et l'autre trente-cinq ans.

Je rappelle encore ici à la mémoire de mes lecteurs la 18e observation, où nous avons réussi à rompre, à l'endroit primitif de la première fracture, l'avant-pied d'un taureau, dont la circonférence était d'un pied six lignes. Il y avait déjà vingt-huit semaines depuis la première rupture.

Quant à la facilité et à la possibilité de rompre les os, un certain temps déjà après la guérison, cela dépend beaucoup de la manière dont est faite la réunion vicieuse des fragmens d'os.

Si, par exemple, les extrémités des os se sont plus déplacées l'une vers l'autre qu'elles ne se sont réunies en formant un angle plus ou moins fort, alors, dans le premier cas, la rupture du cal est plus difficile, dans le dernier au contraire plus facile, et elle sera encore possible bien plus tard; car plus l'os fracturé a été courbé pendant le cours du traitement, plus l'attouchement réciproque et la consolidation des fragmens doivent être imparfaits, à cause de la substance calleuse que l'on rencontre entre eux, et c'est par cette raison, que je trouve encore un an après la première fracture, la réussite de l'opération vraisemblable, moyennant une machine convenable, quoique le cal soit déjà très-volumineux; parce que celui-ci, comme il a été remarqué plus haut, n'acquiert la dureté de l'os qu'un certain temps après, et au contraire, on doit avoir bien plus de difficulté à rompre l'os, quand les extrémités de la fracture ont été parfaitement bien assujetties lors de la réduction, et qu'elles ont été maintenues dans cette situation jusqu'à la guérison; parce que dans ce cas, la cicatrice que l'on sent à peine, et quelquefois jamais, se ferme et durcit en moins de temps que dans l'autre cas.

Nous ne pouvons donc point déterminer, avec certitude, les cas possibles, vu qu'ils sont très-différens, après l'expiration du temps où la fracture artificielle des os mal réduits pourrait encore être faite; c'est donc ici, comme en général dans d'autres cas, au chirurgien intelligent à juger de la possibilité ou de la non-possibilité de l'opération.

Mais que ce ne soit jamais le désir d'opérer qui entraîne l'opérateur à faire des tentatives mal à propos.

Ayant maintenant considéré en général, quand l'opération en question est indiquée, quand elle pourra être évitée par d'autres remèdes, et quand elle pourra encore être entreprise, nous avons encore à faire mention des circonstances particulières, que nous devons regarder comme contre-indication de celles-là; elles sont: la cachexie générale, l'âge avancé, les maladies qui ne sont point favorables à la guérison, la phthisie, la consomption, la goutte, le rhumatisme, la carcinome, la vérole, le scorbut*, la disposition à la maladie des os, la dyscrasie des humeurs en général, et peut-être aussi la cessation de la menstruation en ce qu'elle occasionne quelquefois d'autres maladies.

C'est à d'autres à juger si la grossesse fait aussi une exception; si les circonstances sont pressantes,

---

* Le fait suivant rapporté par l'amiral lord George Anson (*Voyage autour du monde dans les années* 1740 à 44, 1er livre, 10e chap., pag. 96, traduit de l'anglais. (Leipzig et Gœttingue, 1794. 4.) prouve quelle influence désavantageuse peut avoir le scorbut sur les os. Il dit: Un invalide sur le *Centurion*, qui avait été blessé avant cinquante ans dans une bataille livrée près de Bayonne, nous présente un exemple remarquable. Car, quoiqu'il ait été guéri sur-le-champ après cet événement, et qu'il se soit bien porté pendant bien des années, ses blessures, après avoir été attaquées du scorbut, s'ouvrirent néanmoins de nouveau, et paraissaient n'avoir jamais été guéries. Et ce qu'il y a encore de plus remarquable, c'est que la peau dure de la jambe fracturée qui la couvrait depuis bien du temps, s'était détachée, de façon qu'elle semblait être une fracture récente.

et si la malade est décidée à se laisser opérer, vu que, d'après des observations récentes, la guérison des os fracturés fait de si grands progrès, ou du moins ne s'opére-t-elle pas avec autant de difficultés que l'on avait cru auparavant.

Au reste il est clair que la présence d'un état morbide quelconque, ou de plusieurs accidens pareils, ne doivent être regardés comme un empêchement absolu de l'opération (comparez la 5e observ.), mais le chirurgien tâchera d'abord dans un cas semblable (si en général, il y a de l'espoir de guérir la cachexie, et que l'opération prompte ne soit pas commandée dans des maladies peu graves), de combattre le mal opposé par des remèdes convenables, et dès-lors il procédera seulement à l'opération, le malade l'exigeant encore.

Nous passons à une autre question relative à la pratique rationnelle de cette opération, c'est-à-dire à cette question:

B. *L'opération doit-elle être précédée de quelque préparation?*

Presque tous les auteurs anciens prescrivent, avant l'opération, pendant huit ou quinze jours consécutifs, des fomentations, des cataplasmes, des onguents, des huiles et des bains tièdes, etc., non seulement pour les parties molles, mais aussi pour le cal, afin qu'il devienne plus souple, plus relâchant et plus apte à être rompu.

D'après leur opinion, l'onguent mercuriel joue un grand rôle. Nous ne pouvons à la vérité point combattre l'expérience, qui prouve qu'en faisant long-temps usage de mercure, d'anciens cals se mollifièrent d'eux-mêmes, et que les os se séparèrent; mais ici nous devons remarquer que si ce remède peut en effet mollifier le cal, on n'en serait pas plus avancé, parce que ce ramollissement de l'os gênerait nécessairement la meilleure réduction et une bonne cure, vu que l'amollissement ne peut point exister en même temps que les humeurs saines qui sont la première condition requise pour la guérison radicale.

Je ne parlerai point de l'histoire fabuleuse relative à la plante (*Anthericum oxifragum*), qui croît en Norwége, et qu'on dit bientôt mollifier les os des bêtes qui l'ont mangée *.

D'après Du Hamel, l'usage d'un bain de douche doit avoir produit de bons résultats en mollifiant un cal volumineux, mais encore récent, et ce bain de douche, répété souvent, doit avoir eu de si bons effets, que les extrémités de la fracture ont été séparées.

---

* Comparez J. J. Mangeti, *Bibl. chirurg.* tom. II, *sub tit. fractura*, pag. 184 à 87. Genève, MDCCXXI, fol.

G. A. Richter * dit aussi que des bains chauds réitérés dissolvent le cal des fractures guéries, et il faut recommencer la cure; ceci est souvent le cas, surtout si le malade est déjà avancé en âge. (Comparez la 36e observ.)

Guillaume Fabr. de Hilden rapporte au contraire qu'il avait tenté, trois mois après la première fracture, de mollifier le cal d'un pied qui avait été fracturé et meurtri, par des fomentations, des huiles, et par des remèdes semblables qui l'eussent pu ramollir, mais que toutes ses peines furent vaines; c'est donc, continue-t-il, un procédé inutile, infructueux, et une gasconnade de quelques empiriques et de quelques charlatans, s'ils se vantent de pouvoir, après bien du temps, ramollir le cal par des remèdes, de le rompre encore une fois, et de remettre les pièces d'os dans la situation requise, etc. — Si le cal est encore récent, il admet cependant avec Paræo, qu'on le peut encore ramollir par des remèdes, et très-bien faire la réduction des os.

Bernstein, Bœttcher, Callisen, et la plupart des auteurs récens combattent aussi l'utilité tant vantée des remèdes externes, et Aitken et Pierre

---

* ΑΣΚΛΗΒΕΙΟΝ *allgemein. med. chirurg. Wochenblatt, etc. Jahrgang,* 1811. *Jan. — Dec.* n° 33.

Camper *** disent que c'est une absurdité d'employer des remèdes locaux ou internes pour mollifier ou résoudre le cal.

N'étant point intentionné d'examiner ces contradictions, je dirai seulement que, quoique je n'aie point fait usage avant l'opération de remèdes émolliens, et que je ne puisse avoir aucune confiance dans l'influence que pourrait exercer des onguens et des cataplasmes sur le cal, qui serait déjà bien endurci, je tiens cependant pour utile d'employer ces émolliens, du moins dans les cas où la courbure et le raccourcissement du membre sont devenus considérables, ou qu'ils ont déjà lieu depuis un certain temps.

C. *Procédé de l'opération même.*

On a, en partie, déjà fait mention dans le premier chapitre de différens procédés qui eurent lieu autrefois, et qui étaient encore en usage de nos jours, pour faire la rupture artificielle du cal.

Ce sont principalement les suivans :

1° Une forte extension et contre-extension (surtout quand le cal est encore mou et récent), ou simplement avec les mains, ou avec des

*** *Vermischte Schriften aus dem Englischen übersezt*, etc. S. 597. Lingen 1801, *mit Kupfern*, in-8°.

lacs ou bandages, ou avec des instrumens extenseurs, en exerçant en même temps, avec les mains, de fortes pressions sur le cal, ou même en omettant le dernier procédé.

2° Des pressions avec un bois placé transversalement sur le lieu fracturé, et avec les mains au-dessus et au-dessous de celui-ci.

3° Une forte pression du genou contre l'endroit de la fracture, lorsque le cal est un peu plus fort.

a. Ou contre le côté convexe de la fracture, pendant qu'on fait en même temps, avec des lacs ou simplement avec les mains, l'extension et la contre-extension du menbre

b. Ou contre le côté concave de la fracture, tandis qu'on exerce en même temps des pressions sur le membre des deux côtés, de même que cela se pratique quand on fait la rupture avec un bâton.

4° La rupture du cal moyennant le marteau, après que le membre a été enveloppé de drap, de laine ou d'éponges.

5° La dénudation du cal déjà fort ancien par le scalpel.

a. Ou le râcler jusqu'à ce qu'il se soit aminci pour que la rupture s'opère plus facilement.

b. Ou en détruire et faire disparaître les inégalités et faire la rupture des os moyennant la rugine (*Scalpris excisoriis.*)

c. Ou arracher avec la pince et ruginer, après avoir rompu le membre, les bouts saillans des os *

d. Ou séparer la jonction des os avec un instrument fin et tranchant (*cum incisorio subtili*).

6° Rompre les os moyennant une machine.

Quand on examine les méthodes différentes qui viennent d'être citées sour le rapport de leur emploi plus ou moins facile ou difficile, de leur efficacité ou de leur désavantage, on peut sans doute approuver :

1° Le procédé désigné sous le n° 1, c'est-à-dire, rompre la fracture moyennant une forte extension et contre-extension, le cal étant encore mou et récent; et les observations 1, 2, 5, ** que j'ai rapportées prouvent que, par ce procédé, l'on se tire très-bien d'affaires dans toutes les circonstances.

Mais il est facile de concevoir qu'une pareille

---

* Guillaume Fabr. de Hilden fait mention de ce procédé cruel, et c'est avec raison qu'il s'élève contre un médecin du pays des Grisons, qui voulait qu'on mollifiât le cal d'un de ses patients dans un bain, puis qu'on le rompît, et qu'on arrachât et ruginât les bouts saillans des os.

** Remarque. Fabrice ab Aquapendente dit avoir rompu récemment avec succès, moyennant l'extension et la contre-extension des tibia très-bien consolidés. Il se servit d'un instrument semblable au *scamnum* d'Hippocrate. (Nous en entreprise, lorsque la consolidation des fragmens d'os s'est déjà opérée, exige beaucoup de force de la part du chirurgien, et bien de la patience du côté du malade, et que ce procédé ne peut point s'effectuer sans de grandes froissures et de fortes douleurs. (Compar. la 4e et la 6e observat.)

2° Dans les cas où l'extension et une pression forte suffisent, la rupture des os peut aussi réussir et sans de grandes difficultés (compar. la 20e observat.); mais si le cal est déjà volumineux ou qu'il soit un peu endurci, l'on peut admettre que l'opération ferait des progrès très-lents, et qu'il y aurait à craindre la meurtrissure des muscles et des douleurs fort aiguës; c'est pourquoi Fabr. ab Aquap. veut qu'on s'en désiste, parce qu'il craint en même temps que le cal même ne se rompe point mais une autre portion de l'os.

3° Il paraît que ce procédé a été fort en usage dans les premiers temps, et il s'est conservé jus-

---

trouvons une description et une copie dans *Oribasius de Machinamentis chirurg.* lib. cap. XXIX, p. 190, *in med. art. principes, etc. excud. Henr. Stephan.* 1567, fol., et dans *Scultetus.* Il ajoute que, par une pareille extension du membre, celui-ci ne peut se rompre que dans l'endroit même où il est réuni et consolidé; mais il remarque en même temps que cette méthode n'est plus praticable, les fractures étant déjà anciennes.

qu'à nos jours. — Ce procédé a été suivi avec un heureux succès dans des cas où le cal n'était ni grand ni ancien; la 3e observation en donne des preuves.

Mais dans le sens contraire, cette entreprise sera toujours difficile, douloureuse et incertaine, vu que le membre sera considérablement meurtri, et que l'os, s'il n'est pas des plus forts, et qu'il résiste, pour ainsi dire, à la force, peut se fracturer dans un autre endroit.

4° Fab. ab Aquapend. dit déjà à ce sujet que cette méthode ne lui plait point, parce que l'os, sous les coups de marteau, se rompt souvent dans une autre partie, et de cette manière, le membre est sujet à une nouvelle fracture.

Outre cette rupture vicieuse, il est encore à craindre que par ce procédé grossier et douloureux, l'os ne soit brisé par esquilles, que les muscles ne soient meurtri, et paralysés, et il ne mérite donc point d'être suivi sous aucun rapport. *

5° La méthode d'Avicenne et de Paul d'Aegine dont il a été question au n° 5 (*a*, *b*), qui con-

---

* Selon moi, on aurait à craindre les mêmes suites fâcheuses en suivant la méthode de Jungken (pag. 495) qui propose de faire la rupture du membre à côté du cal, si celui-ci est déjà trop endurci.

siste en ce qu'on râcle et rugine le cal, après qu'on l'a mis à découvert par le scalpel, est cruelle, dangereuse et digne d'être rejetée, de même que le procédé recommandé par Albucase, qui exige qu'on coupe en deux, par un instrument tranchant, le cal déjà devenu dur comme une pierre.

6° Quant au sixième procédé, qui demande une machine à vis pour faire cette opération, il n'y a que Purrmann, un des meilleurs chirurgiens de son temps (né en 1648), qui en fasse mention, et voici ce qu'il dit: « S'il n'y a plus rien à espérer, et que le malade se résolve à se faire rompre de nouveau le fémur, il faut, s'il est possible, que ceci s'effectue à l'endroit même de l'ancienne fracture; mais on ne devra procéder à l'opération avant qu'on n'ait fait usage d'émolliens, de cataplasmes, et qu'on n'ait fait les extensions convenables, parce qu'alors la rupture se fait d'autant plus facilement, et pour ceci, l'on doit se servir d'une machine à vis, qui fera la rupture dans un moment. »

Quoique Purrmann ne fasse point la description de cette machine, nous osons également conclure de ses effets, qu'elle est fondée sur le même mécanisme que celle du chirurgien Bosch.

De tous les procédés que je viens de citer, celui, moyennant la machine à vis, mérite incontestablement la préférence sur tous les autres, et tout homme sans prévention sera d'accord avec moi que, si la fracture artificielle est encore possible, et recommandée par des circonstances particulières, non-seulement cette opération devra s'effectuer dans les cas où la consolidation des extrémités des os se sera déjà opérée; mais on devra en général l'entreprendre moyennant une bonne machine, je ne dis pas préférablement, mais exclusivement, parce que c'est la seule méthode pour agir sur le cal immédiatement avec sûreté et avec adresse, et pour faire l'opération en peu de temps, pour bien peser les forces requises, pour ménager les parties molles, et pour éviter avec certitude que la rupture ne se fasse dans une autre partie de l'os.

D. *Traitement de la fracture après l'opération.*

Quant au traitement ultérieur d'une pareille fracture, comme il ne s'écarte pas essentiellement de la cure d'autres ruptures, et que je suppose que tout chirurgien instruit connaît ce traitement, soit par expérience, soit par théorie, je crois pouvoir passer cet article sous silence, et ne devoir recommander que d'être sur ses gardes, afin d'éviter le déchirement des parties molles, l'extravasation de sang, des gonflemens forts ou des douleurs continues, etc.; à cet effet, si le membre, rompu de nouveau, a été considérablement raccourci auparavant, il ne faut l'étendre que quelques jours après, quand les accidens inflammatoires et irritans, qui accompagnent aussi les fractures ordinaires, ont totalement disparu, et l'extension ne doit s'opérer que lentement et par degrés presqu'insensibles pour lui rendre, autant que possible, sa longueur ordinaire.

Dans les cas où une extension continue, mais très-modérée du membre rompu est nécessaire, l'on pourrait recommander parmi les appareils les plus modernes, la machine de Charles Bell, de même que celle de Dzondi *, et aussi celle de Hagedorn **, perfectionnée par Klein.

Remarque. Si le fémur est fracturé, et que le malade soit remuant, cette dernière machine est d'une utilité d'autant plus grande que le patient, lorsque les deux extrémités inférieures de la fracture sont maintenues dans une immobilité parfaite, doit être, et est forcé de conserver une situation tranquille, et qu'il peut, si le besoin l'exige, être porté d'un lit dans un autre sans désavantage.

---

* *Beitrœge zur Vervolkommnung der Heilkunde, 1ster Theil, mit drei Kupfertafeln.* Halle 1816, 8.

** *Diss. inaugur. med. chirurg. de fract. colli oss. femoris. Annexa descripta et delineat. novi apparatus chirurg. Auct. Jean-Aug.-Fred. Rœmer.* Tubingæ, Apr. MDCCCXVI, 8.

J'ai moi-même réussi à rétablir complètement, avec cette machine, sur un homme âgé de soixante-quatre ans, qui avait eu le col du fémur fracturé, et dont la fracture était méconnue par d'autres chirurgiens.

S'il y a en même temps une plaie qui exige souvent le renouvellement du pansement, l'appareil de Sauter * mérite, selon moi, la préférence sur tous les autres. Lorsque le bas de la cuisse est fracturé, je crois que la machine de Brunighausen, perfectionnée par le sieur Bosch, est aussi très-efficace, parce qu'elle maintient le membre dans une égale extension. Dans les cas où des circonstances pourront demander une plus forte extension du membre, on choisira parmi les appareils qui sont déjà connus depuis long-temps.

Il serait superflu de rappeler au chirurgien l'obligation qu'il a à remplir après la guérison, c'est de recommander au malade de ménager encore pendant un certain temps le membre affecté.

Si par hasard la formation du cal devait être retardée par des circonstances rhumatiques ou

---

* *Anweisung die Beinbrüche der Gliedmassen, vorzüglich die Complicierten und den Schenkelbeinhalsbruch, nach einer neuen leichten u. s. w. Methode ohne Schienen sicher und bequem zu heilen, mit fünf Kupfertafeln.* Constanz 1812, in-8°.

arthritiques, je rappelle au médecin la ciguë aquatique, recommandée par Widmann*, qui en a fait l'expérience.

CHAPITRE V.

Description des machines propres à cette opération, et qu'on trouve représentées dans la planche ci-après, ainsi que la manière d'en faire usage.

La première figure représente l'ancienne machine dont se servait le chirurgien Bosch; elle a, comme celle que nous citerons plus bas (fig. 2), la forme d'une presse ordinaire d'imprimerie, avec cette seule différence que les deux planches A, B, entre lesquelles il faut faire passer le membre qui doit être opéré, sont un peu plus minces, et par contre un peu plus larges que celles des presses ordinaires.

La machine perfectionnée par lui, représentée à la figure 2, est un peu plus grande; les planches A, B ont la longueur d'un pied quatre pouces

* *Diss. inaug. med. chir. de usu semin. phelland. Aquat. in callo oss. mollius remanente.* Tubing. MDCCCXIII, 8.

et demi, la largeur de cinq pouces et demi, et leur épaisseur est d'un pouce et demi. — A la principale planche inférieure B, à laquelle la machine est en même temps attachée avec une vis à une table, se trouvent encore fixées sur la surface, aux deux extrémités de la largeur, deux bandelettes de fer *a. a.* (de la largeur d'un pouce) dans lesquelles on a pratiqué quatre ouvertures *b. b. b. b.*, au moyen d'une vrille, pour faire passage aux vis de fer avec lesquelles la machine est attachée à la table. La forme et la grandeur de ces vis sont représentées plus exactement à côté de la figure sous la lettre C; leur longueur est d'à peu près cinq pouces, et leur épaisseur d'un quart de pouce.

A la principale planche inférieure A, se trouve, à la face inférieure, le bois *c*, auquel la pelote *d* est attachée et ajustée, et on peut la glisser en dehors et en dedans, pour pouvoir, au besoin, la remplacer par une pelote plus ou moins grande. — La forme du bois dans sa longueur (dans laquelle elle remplit la largeur de la planche supérieure A) se trouve sous la lettre D; la face inférieure de ce bois, où la pelote est fixée, est en forme de cercle (de la grandeur et de la forme d'un écu de six francs); la pelote, qui est aussi circulaire, y est attachée moyennant des fils qui sont cloués au bois. Cette machine est garnie de toile, et remplie de crin de cheval; son épaisseur est d'un pouce, et le diamètre de sa surface est de deux pouces et demi; *e* et *f* représentent deux compresses cylindriques couvertes de toile, et de même remplies de crin de cheval; elles servent de support au membre qui doit être opéré, et dont l'espace qui se trouve entre elles, doit former la cavité dans laquelle l'os doit être rompu.

Quant à la manière de se servir de la machine représentée à la figure 1, elle doit, selon moi, être assez connue par la 9e et la 10e observation. Il serait donc superflu de la répéter ici; et je donnerai seulement encore quelques éclaircissemens sur la machine représentée par la fig. 2, c'est-à-dire, sur la manière d'en faire usage.

A. Lorsque l'humérus présente une courbure,

a. Vers le côté externe:

La machine est attachée avec des vis au bord d'une table étroite; le malade est assis à côté d'elle sur une chaise, qui aura la hauteur proportionnée, pour que le bras ait la position horizontale dans la machine.

b. Vers le côté externe ou antérieur:

On couche le malade sur le dos, et la machine doit, à cause de la position horizontale qu'il faut donner au bras, ou avoir un piédestal plus élevé, ou être vissée à une table un peu plus haute, qui sera placée à côté.

c. Vers le côté postérieur :

Le malade est couché sur le dos : pour le reste, on suivra le procédé indiqué aux lettres *a* et *b*.

B. Lorsque les deux os de l'avant-bras présentent une courbure,

a. Vers le côté externe et interne :

Le procédé est le même que celui pour l'humérus ; mais la pelote pourrait, selon les circonstances, être plus ou moins grande.

b. Dans le cas rare où un seul os de l'avant-bras présente une courbure, la pelote, qui doit avoir une moindre grandeur proportionnée, n'agira que sur cet os affecté, pour ne pas rompre l'autre, ou pour ne pas froisser les muscles, et en cas que le radius soit courbé en avant, et l'os du coude en arrière, l'avant-bras doit être couché horizontalement sur un support assez épais, pour éviter la rupture de l'os sain.

Dans tous les cas que je viens de citer, la position ou la situation du malade aura lieu d'après la localité de la fracture.

C. Lorsque le fémur présente une courbure,

a. Vers le côté externe,

La machine est de même assujettie au bord d'une table, posée en large, mais le malade, si par exemple, il s'agit du fémur droit, sera couché sur la hanche gauche, sur une petite table, placée en long, garnie d'un matelas, et laquelle devra être au moins d'un pied plus basse que la table posée en large, pour que le membre courbé ait une situation horizontale dans la machine, et le haut ainsi que le bas de la cuisse auront leur direction vers le plancher dans le vide laissé entre les deux tables, ou on leur donnera une direction qui ne gêne point l'opération; dans l'un et l'autre cas, le haut et le bas de la cuisse seront fortement tenus par des aides.

Les parties génitales devront être enveloppées de toile pour être garanties contre une pression quelconque.

b. Vers le côté antérieur ou postérieur :

Dans le premier cas, le malade est couché sur le dos; dans le second, sur le ventre, le reste sera pratiqué comme il est indiqué à la lettre *a*.

c. Vers le côté interne :

Dans ce cas, il ne faut qu'une seule table, et la machine y est attachée à une certaine distance du bord antérieur.

Le malade se couche, si c'est, par exemple le fémur droit, sur le côté droit, le haut et le bas de la cuisse seront fléchis en arrière et tenus par deux aides pendant l'opération.

D. Lorsque les os du bas de la cuisse présentent des courbures,

a. Vers le côté antérieur :

On pose le malade sur une table ou sur une chaise, qui sera placée à côté de cette table, et qui devra avoir la hauteur requise. Dans le premier cas, on attache la machine au bord antérieur de la table, et dans le second au bord latéral.

b. Vers le côté interne ou externe :

Le malade se couche, selon les circonstances, sur le côté droit ou sur le côté gauche, de façon que la plus forte courbure soit chaque fois dirigée vers la pelote.

c. S'il n'y avait qu'un seul os qui fût courbé, il faudrait suivre le même procédé que pour l'humérus, et qui est désigné sous les lettres B. *b*. (Compar. aussi la 10ᵉ observ.)

Le malade étant dans la situation convenable pour être opéré, le membre est disposé dans la machine, de sorte que, 1° la face concave de la région de la fracture soit placée ou couchée transversalement au-dessus de la cavité qui se trouve entre les deux compresses cylindriques, lesquelles sont attachées le long du côté des bords latéraux de la machine (Voy. fig. 2, *e*. *f*.), de façon que 2° la pelote *d*, quand on tournera les manivelles, puisse exercer la pression sur le centre de la face concave du lieu fracturé.

Aux deux côtés du membre, on placera des compresses, pour prévenir le froissement des vis en bois.

Ensuite, pendant que l'on tournera en même temps les deux manivelles, le chirurgien fera passer la planchette supérieure avec la pelote (A. *d.*) jusqu'au membre, duquel on fera graduellement, selon la manière ordinaire, l'extension et la contre-extension, et la machine sera vissée peu à peu et par degrés, jusqu'à ce que le malade, d'après l'instruction qu'il aura eue, se plaigne de douleurs plus ou moins fortes; puis, pendant qu'on fera une extension et une contre-extension plus grandes, on fermera à vis encore avec plus de force, jusqu'à ce que l'angle qui se trouve à l'os se courbe et se plie en-dedans; cette opération est ordinairement accompagnée d'un ou de deux craquemens.

Puis on dévisse la machine, et l'on fracture entièrement le membre en le pliant en dedans et en dehors (comparez la 9e observ.); mais si ces extensions ne suffisaient pas, il faudrait exercer avec la main une pression sur la convexité de l'os, et puis remettre les pièces d'os dans la situation requise pour la réunion.

Description de la machine représentée à la fig. 3.

Les lettres AA, BB représentent des plateaux en fer ou en acier, d'un pied à peu près de longueur, et de dix à onze pouces de largeur. Ces plateaux qui doivent être parfaitement bien limés, ont partout la même largeur et la même épaisseur, et ils sont couchés parallèlement l'un sur l'autre. Ils sont tenus ensemble par les deux têtes de fer C et D qui ont la même épaisseur; celles-ci ont, auprès des lettres *a* et *b*, tant au côté antérieur que postérieur, une rainure dans laquelle les plateaux A et B sont hermétiquement engagés, et ils sont très-bien réunis par les vis *c* et *d*. La pièce C est munie d'un bras E rond (il pourrait aussi être carré) d'une longueur de trois pouces deux lignes, et son diamètre est à peu près d'un demi-pouce d'épaisseur, et ce même bras est pourvu d'une vis forte à son extrémité inférieure, pour pouvoir être enfermé à vis dans la forte tôle F. Celle-ci (F) est bombée, et les angles et les bords en sont partout bien arrondis, pour qu'en se servant, le membre qui y sera enfermé, ne soit point lésé. Cette main F doit être plus épaisse dans la partie moyenne que vers le bord, où elle doit avoir une forte embâse comme la lettre *g*, pour que l'on puisse du moins creuser quatre à cinq pas de vis, afin que le bras E, qui y est serré, soit bien assujetti, et pour qu'il ne soit non plus arraché de cette tôle F par la grande force qui agit sur cette partie.

On a attaché aux tôles F F, avec les petites vices *h*, K, *m*, *n*, deux courroies fabriquées de bon cuir anglais, qui sont doublement couchées l'une sur l'autre depuis *h* jusqu'à K, et même depuis *m* jusqu'à *n*, pour que l'on puisse attacher à chaque courroie une boucle en fer G, par laquelle ces courroies sont tendues et fixées. Ces courroies ont une telle longueur qu'elles peuvent, en cas de besoin, embrasser le haut de la cuisse. On y a pratiqué plusieurs trous par lesquels les pivots *o o* sont passés, et de cette manière les courroies sont très-bien assujetties à la boucle G.

Une autre pièce encore, H, s'attache au côté inférieur de la partie F, et cette pièce H est tout-à-fait semblable à F, si ce n'est qu'elle n'est point construite en fer, mais en bois, et par conséquent beaucoup plus épaisse et bien plus forte que F. On a attaché deux fils de fer sur le côté convexe de cette pièce, dont chacun forme une anse par laquelle on a fait passer les courroies, pour qu'elles ne soient point sujettes à glisser.

Il se trouve au côté gauche de la machine,

près de la tête D, un autre bras K, qui ressemble en tout au bras E, et qui est de même attaché à son extrémité près de la lettre G, au moyen d'une vis avec un fer-blanc en forme d'une main; si ce n'est cependant que ce bras K est mobile, que sa tête, qui est munie d'un filet de vis, peut bien être passée entre les plateaux parallèls A et B, et qu'elle peut être fixée et maintenue dans une situation quelconque par la vis d'arrêt O. Entre les plateaux A et B, nous voyons la coulisse P pourvue d'une rainure sur le côté antérieur et postérieur, laquelle (coulisse) est parfaitement bien jointe aux plateaux parallèles; elle peut être facilement mise en mouvement à droite et à gauche à une distance quelconque des lettres E et K. C'est par cette coulisse que passe la vis Q, d'une longueur de quatre ou de quatre pouces et demi. Cette vis se termine dans un pivot qui passe par la rondelle R, et qui est fixée sur la pelote S. Les lettres R et S sont maintenues à une certaine distance l'une de l'autre, au moyen de petites pièces cylindriques *u*, *v*, et moyennant les petites vis d'arrêts *r*, *w*, pour qu'on puisse attacher, entre R et S, un petit anneau en fer *x* au pivot de la vis, pour être assuré par une vis d'arrêt. Cet anneau *x*, lorsqu'on visse en arrière, sert à emmener la rondelle R, par conséquent aussi la pelote S qui y est jointe. A la tête de la vis Q, se trouve un pivot carré dans lequel est engagé la manivelle T avec son manche *y*, et que la vis d'arrêt Z empêche de se déjoindre.

OBSERVATIONS.

Presque toutes les parties de la machine doivent être construites en bois ou en acier, pour qu'elles soient assez fortes pour rompre le cal d'un os fort. Tout mécanicien doit être à même, d'après l'instruction qu'il aura eue du chirurgien, de déterminer la force de chaque partie. On doit surtout s'assurer, autant que possible, de la bonté et de la solidité des courroies qui doivent supporter toute la pression de la machine. La vis Q, dont le diamètre est à peu près de quatre lignes d'épaisseur, pourrait, si on la fabriquait d'acier, acquérir la plus forte solidité. Les vis d'arrêt O et Z pourraient être en laiton. Les pièces concaves *h*, *h*, placées vis-à-vis des tôles F, F qui, à leur emploi, touchent au membre, seraient, selon moi, assez fortes, si elles étaient faites de bois solide; l'avantage serait d'autant plus grand en ce que l'épaisseur des membres contre lesquels ces parties sont serrées, exigent plusieurs pièces d'une concavité différente. Il en est de même de la pelote qui pourrait être fabriquée d'un bois dur quelconque, par exemple, de bois de charme; mais alors la partie de la pelote où la vis Q est fixée, devra être garnie de fer. D'après la construction de la machine, la pelote pourra, en cas de besoin, être remplacée par une autre. Ce sera à l'opérateur à juger si les pièces FF devront être, selon les cas qu'on aura à traiter, plus ou moins concaves ou plus ou moins plates que ne l'indique la planche.

Les membres étant souvent de formes différentes, il sera toujours utile et nécessaire d'être pourvu de pièces FF et de pelotes de diverses formes et grandeurs.

Emploi de cette machine.

1° Pour faire la rupture de l'os mal guéri, on applique au membre, à l'endroit convenable, le bras E avec sa tôle F, la pièce de bois H, en face de l'F; les courroies LL autour de F et de H, seront passées par les anses *p p*, et étant assez bien tendues, elles seront fixées au moyen des pivots *o o*. Le bras mobile *k*, après avoir été garni de cuir ou de toile, est alors appliqué, comme le bras E, à l'autre endroit du membre, d'une distance plus ou moins forte de E, et est maintenu immobile dans cette position. Plus la distance de E jusqu'à la lettre *k* est considérable, plus aussi la rupture du membre est facile.

Puis on passe exactement la coulisse P avec sa vis Q sur le lieu où l'os devra être rompu, de sorte que la pelote G est posée sur le sommet de l'angle que forment les fragmens d'os. En tournant alors la vis Q contre l'os, la coulisse est serrée entre les barres A et B, et les pousse vers le haut; mais ces barres étant parfaitement bien liées et fixées au membre par les bras A et K, et les courroies L L, l'os est forcé de céder à la pression de la vis.

2° Dans le cas où la courbure de l'os n'est pas très-considérable, et que la matière du cal n'est pas endurcie, on pourrait se servir de la machine pour donner une direction droite au membre, sans rompre l'os.

Il faudrait alors observer, pour l'application de la machine, le même procédé que celui indiqué au n° 1; mais dès-lors la vis ne devra être serrée que jusqu'à ce que le malade ressente quelques douleurs; puis on pourrait serrer journellement, ou de temps en temps la vis, et continuer ainsi jusqu'à ce que la courbure de l'os ait disparu. Ce cas pourrait encore exiger un appareil (qui serait facile à faire) à l'aide duquel on attacherait, avec un cadenas, la manivelle, pour empêcher le patient d'ouvrir la vis, en cas qu'il voulût le faire pour soulager ses douleurs.

Il appert par les procédés (Voy. pag 169-174)

que la pelote de la machine figure 2 doit toujours être appliquée sur le lieu le plus élevé du cal, puisque c'est aussi à cet endroit que la nouvelle fracture devra s'opérer.

Il est aussi très-clair que c'est la méthode la plus correcte et la plus sûre, lorsque les extrémités de la fracture forment, après la cure, un angle plus ou moins obtus, ou qu'elles ne sont que fort peu passées l'une sur l'autre, ou qu'elles ne se croisent presque pas; il en est de même des difformités qui ont lieu lorsqu'il y a fracture oblique ou transversale de l'humérus ou du fémur, que les extrémités de la fracture ne se touchent qu'avec une petite partie de leurs surfaces, et que par conséquent l'usage du membre est empêché autant par le raccourcissement que par la situation contre nature, la tension ou l'état douloureux des parties molles.

Dans le cas contraire, c'est-à-dire si la pièce inférieure du fémur rompu et mal guéri (comme cela arrive presque toujours lorsque le membre présente une fracture oblique), s'est déplacée d'en haut vers le dehors, et qu'il forme un angle obtus avec le fragment supérieur et avec le côté concave en dedans, la jonction des deux extrémités de la fracture sera plus facilement séparée lorsque la pelote est appliquée vers le dedans, et sur le fragment inférieur (tout près de l'ancienne fracture), que si la pelote était appliquée sur le milieu de la fracture.

Si, par l'application de la pelote sur le côté interne, il y avait à craindre une forte meurtrissure des vaisseaux sanguins ou des nerfs, elle pourrait être appliquée sur le fragment supérieur, vers le dehors, dans la proximité de la fracture primitive.

Le même procédé est à suivre, lorsque le fragment inférieur se trouve passé sur le fragment supérieur dans une direction assez droite vers le haut, et qu'il forme avec la cavité un angle en avant ou en arrière. Si, par conséquent, le fragment inférieur a éprouvé un déplacement en haut et en arrière, et que la cavité soit en arrière, on applique la pelote au côté postérieur de ce fragment, et dans le cas contraire, au côté antérieur.

Mais que l'opérateur ne néglige point, dans le cas que je viens de rapporter, de faire faire, outre l'extension et la contre-extension convenables du membre par un chirurgien, au moyen d'une large courroie passée autour du fragment sur lequel la pelote n'agit pas immédiatement, par un aide intelligent, une extension opposée à la pression de cette pelote.

Si le déplacement est considérable, que les fragmens d'os se soient croisés d'une manière fort sensible, il ne faudrait de même pas choisir l'endroit le plus élevé pour appliquer la pelote; mais on tâchera plutôt de la placer sur une partie du cal, laquelle paraîtrait la plus convenable. Dans tous les cas il serait préférable de pouvoir appliquer la pelote sur le milieu du cal où la réunion des deux fragmens a lieu, pour séparer plutôt l'un de l'autre que de les fracturer.

On appliquera de même la pelote sur un autre endroit, lorsque le cal est, à sa plus grande convexité, très-inégal et fort denté, pour éviter une trop forte meurtrissure des parties extérieures. Une pelote creuse serait très-convenable pour des cas pareils.

Si la courbure de l'os se trouvait à la proximité du coude, ou près de la jointure du genou, il faudrait, pour pouvoir convenablement appliquer la machine, que la partie du membre qui se trouverait au-delà de la courbure fût changée en un cylindre, moyennant des toiles avec lesquelles on aura enveloppé cette partie, et l'articulation même devrait être soigneusement soutenue par un aide pendant l'opération.

Tout connaisseur sentira l'impossibilité de pouvoir décrire séparément chaque procédé qu'il y aura à suivre dans les cas différents qui se présenteront.

Il est inutile d'ajouter que le procédé dont je viens de parler ne pourra avoir lieu que moyennant la machine représentée à la figure 3, dans tous les cas que j'ai cités.

FIN.

ERRATA.

Page 11,	ligne	15,	autoria, *lisez :* acutiora.
— 45,	—	13,	pied bas, *lisez :* pied-bot.
— 78,	—	3,	58, *lisez :* 60.
— 80,	—	25,	radicale, *lisez :* radiale.
— 91,	—	22,	l'os gauche du tibia et du péroné rompu, *lisez :* le péroné et le tibia gauches rompus.
— 130,	—	13,	et une, *lisez :* et d'une.
— 132,	—	7,	voulut, *lisez :* voulût.
— 166,	—	2,	*effacez le mot* sur.

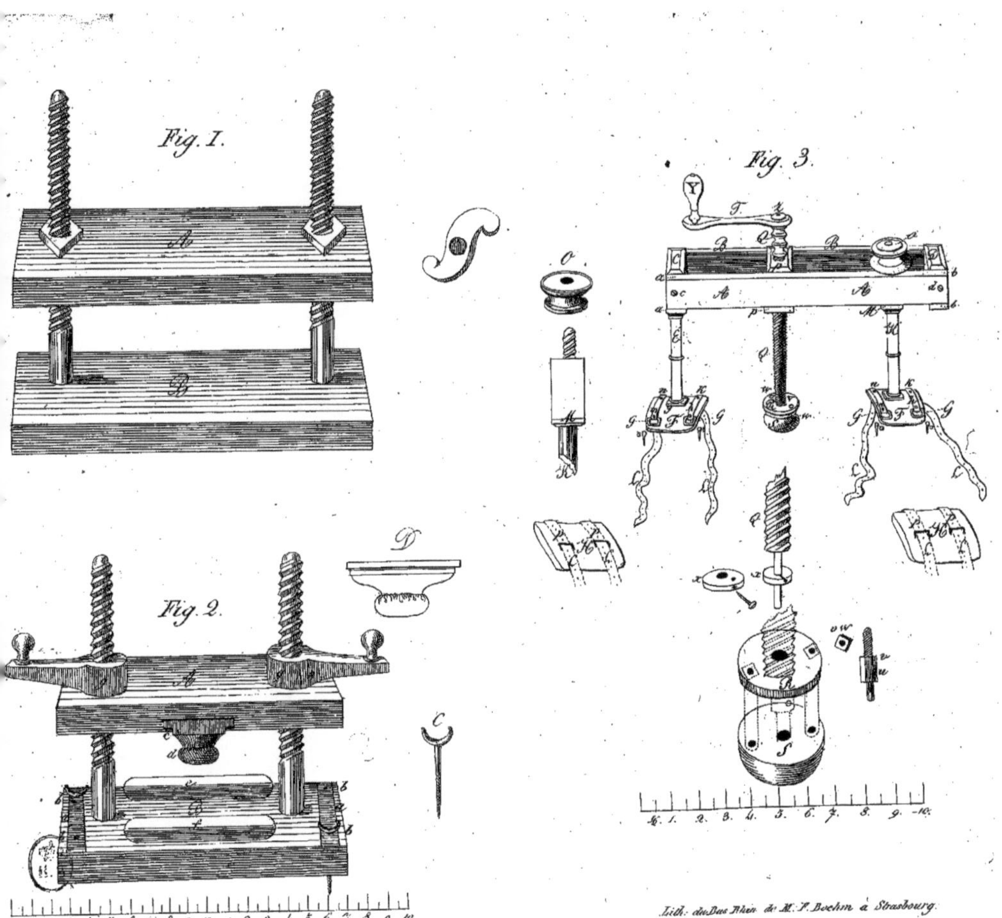
Fig. 1.
Fig. 2.
Fig. 3.
Lith: du Bas Rhin de M. F. Boehm à Strasbourg.

www.ingramcontent.com/pod-product-compliance
Ingram Content Group UK Ltd.
Pitfield, Milton Keynes, MK11 3LW, UK
UKHW020328230726
13925UKWH00002B/686

9 782014 040418